现代著名老中医名著重刊

陆银华治伤经验

沈敦道　陆海善　叶　海　**整理**

人民卫生出版社

版权所有,侵权必究!

图书在版编目(CIP)数据

陆银华治伤经验/沈敦道等整理. —北京:人民卫生出版社,2012.4(2025.1重印)

(现代著名老中医名著重刊丛书. 第八辑)

ISBN 978-7-117-15466-6

Ⅰ. ①陆… Ⅱ. ①沈… Ⅲ. ①中医伤科学-经验-中国-现代 Ⅳ. ①R274

中国版本图书馆 CIP 数据核字(2012)第 010309 号

| 人卫智网 | www.ipmph.com | 医学教育、学术、考试、健康,购书智慧智能综合服务平台 |
| 人卫官网 | www.pmph.com | 人卫官方资讯发布平台 |

现代著名老中医名著重刊丛书

第八辑

陆银华治伤经验

整　　理:沈敦道　陆海善　叶　海

出版发行:人民卫生出版社 (中继线 010-59780011)

地　　址:北京市朝阳区潘家园南里 19 号

邮　　编:100021

E - mail:pmph @ pmph.com

购书热线:010-59787592　010-59787584　010-65264830

印　　刷:三河市尚艺印装有限公司

经　　销:新华书店

开　　本:850×1168　1/32　印张:6

字　　数:115 千字

版　　次:2012 年 4 月第 1 版　2025 年 1 月第 1 版第 3 次印刷

标准书号:ISBN 978-7-117-15466-6

定　　价:18.00 元

打击盗版举报电话:010-59787491　E-mail:WQ @ pmph.com

质量问题联系电话:010-59787234　E-mail:zhiliang @ pmph.com

数字融合服务电话:4001118166　E-mail:zengzhi @ pmph.com

出版说明

　　自20世纪60年代开始，我社先后组织出版了一些著名老中医经验整理著作，包括医案、医论、医话等。半个世纪过去了，这批著作对我国现代中医学术的发展发挥了积极的推动作用，整理出版著名老中医经验的重大意义正在日益彰显。这些著名老中医在我国近现代中医发展史上占有重要地位。他们当中的代表如秦伯未、施今墨、蒲辅周等著名医家，既熟通旧学，又勤修新知；既提倡继承传统中医，又不排斥西医诊疗技术的应用，在中医学发展过程中起到了承前启后的作用。他们的著作多成于他们的垂暮之年，有的甚至撰写于病榻之前。无论是亲自撰述，还是口传身授，或是由其弟子整理，都集中反映了他们毕生所学和临床经验之精华。诸位名老中医不吝秘术，广求传播，所秉承的正是力求为民除瘼的一片赤诚之心。诸位先贤治学严谨，厚积薄发，所述医案，辨证明晰，治必效验，具有很强的临床实用性，其中也不乏具有创造性的建树；医话著作则娓娓道来，深入浅出，是学习中医的难得佳作，为不可多得的传世之作。

　　由于原版书出版的时间已久，今已很难见到，部分著作甚至已成为中医读者的收藏珍品。为促进中医临床和中医学术水平的提高，我社决定将部分具有较大影响力的名医名著编为《现代著名老中医名著重刊丛书》并分辑出版，以飨读者。

第一辑　收录 13 种名著

《中医临证备要》　　　　　　《施今墨临床经验集》

《蒲辅周医案》　　　　　　　《蒲辅周医疗经验》

《岳美中论医集》　　　　　　《岳美中医案集》

《郭士魁临床经验选集——杂病证治》

《钱伯煊妇科医案》　　　　　《朱小南妇科经验选》

《赵心波儿科临床经验选编》《赵锡武医疗经验》

《朱仁康临床经验集——皮肤外科》

《张赞臣临床经验选编》

第二辑　收录 14 种名著

《中医入门》　　　　　　　　《章太炎医论》

《冉雪峰医案》　　　　　　　《菊人医话》

《赵炳南临床经验集》　　　　《刘奉五妇科经验》

《关幼波临床经验选》　　　　《女科证治》

《从病例谈辨证论治》　　　　《读古医书随笔》

《金寿山医论选集》　　　　　《刘寿山正骨经验》

《韦文贵眼科临床经验选》　　《陆瘦燕针灸论著医案选》

第三辑　收录 20 种名著

《内经类证》　　　　　　　　《金子久专辑》

《清代名医医案精华》　　　　《陈良夫专辑》

《清代名医医话精华》　　　　《杨志一医论医案集》

《中医对几种急性传染病的辨证论治》

《赵绍琴临证 400 法》　　　　《潘澄濂医论集》

《叶熙春专辑》　　　　　　　《范文甫专辑》

《临诊一得录》　　　　　　　《妇科知要》

《中医儿科临床浅解》　　　　《伤寒挈要》

《金匮要略简释》　　　　　　《金匮要略浅述》

《温病纵横》　　　　　　　　《临证会要》
《针灸临床经验辑要》

第四辑　收录 6 种名著

《辨证论治研究七讲》　　　《中医学基本理论通俗讲
话》

《黄帝内经素问运气七篇讲解》　《温病条辨讲解》

《医学三字经浅说》　　　　　《医学承启集》

第五辑　收录 19 种名著

《现代医案选》　　　　　　《泊庐医案》

《上海名医医案选粹》　　　《治验回忆录》

《内科纲要》　　　　　　　《六因条辨》

《马培之外科医案》　　　　《中医外科证治经验》

《金厚如儿科临床经验集》　《小儿诊法要义》

《妇科心得》　　　　　　　《妇科经验良方》

《沈绍九医话》　　　　　　《著园医话》

《医学特见记》　　　　　　《验方类编》

《应用验方》　　　　　　　《中国针灸学》

《金针秘传》

第六辑　收录 11 种名著

《温病浅谈》　　　　　　　《杂病原旨》

《孟河马培之医案论精要》　《东垣学说论文集》

《中医临床常用对药配伍》　《潜厂医话》

《中医膏方经验选》　　　　《医中百误歌浅说》

《中药炮制品古今演变评述》　《赵文魁医案选》

《诸病源候论养生方导引法研究》

第七辑　收录 15 种名著

《伤寒论今释》　　　　　　《伤寒论类方汇参》

《金匮要略今释》　　　　　《杂病论方证捷咏》

5

《金匮篇解》　　　　　　《中医实践经验录》

《罗元恺论医集》　　　　《中药的配伍运用》

《中药临床生用与制用》　《针灸歌赋选解》

《清代宫廷医话》　　　　《清宫代茶饮精华》

《常见病验方选编》　　　《中医验方汇编第一辑》

《新编经验方》

第八辑　　收录 11 种名著

《龚志贤临床经验集》　　《读书教学与临症》

《陆银华治伤经验》　　　《常见眼病针刺疗法》

《经外奇穴纂要》　　　　《风火痰瘀论》

《现代针灸医案选》　　　《小儿推拿学概要》

《正骨经验汇萃》　　　　《儿科针灸疗法》

《伤寒论针灸配穴选注》

　　这些名著大多于 20 世纪 60 年代前后至 90 年代初在我社出版，自发行以来一直受到广大读者的欢迎，其中多数品种的发行量达到数十万册，在中医界产生了很大的影响，对提高中医临床诊疗水平和促进中医事业发展起到了极大的推动作用。

　　为使读者能够原汁原味地阅读名老中医原著，我们在重刊时尽可能保持原书原貌，只对原著中有欠允当之处及疏漏等进行必要的修改。为不影响原书内容的准确性，避免因换算等造成的人为错误，对部分以往的药名、病名、医学术语、计量单位、现已淘汰的临床检测项目与方法等，均未改动，保留了原貌。对于原著中犀角、虎骨等现已禁止使用的药品，本次重刊也未予改动，希冀读者在临证时使用相应的代用品。

人民卫生出版社

2011 年 10 月

前言

伤科，是祖国医学宝库中的一份珍贵遗产，是我们祖先在长期社会实践中积累起来的经验总结。

浙江历代名医辈出，学术流派纵横广延，对祖国医学的发展和进步作出了卓越的贡献。浙江宁波陆氏伤科以其独特的风格，成为浙江伤科学术流派中的重要一派。

宁波陆氏伤科渊源流长，自士逵公起，相传三百年之久，至先师陆银华时已经六传。陆氏以武艺家传，练武养功，又擅长于跌仆损伤之救治，可谓文武相济，刚柔相得。

先师陆银华，生于公元一八九五年，卒于公元一九六七年。自幼从父维新练武、从医、习业，生性聪颖，勤奋好学，深得家传之精华。行医六十余载，临证之多，难以数计。况自幼练武养功，岁久不弃，故一生无病，至晚年仍练就一身武功，令后生叹服，寿七十三而终。学术上，除精于《医宗金鉴》、《伤科补要》、《医林改错》外，还涉猎诸家著作，尤对叶天士、王清任之说颇有研究。医业上，对头部内伤（颅脑损伤）、海底伤（泌尿系损伤）

的诊治，有独到之处。新中国成立后，在祖国和人民的关怀、支持下，先师对医术更是精益求精。整骨上髎，胆大心细，手法娴熟，常能解除病痛于须臾之间。晚年医名远振，在江浙一带素负盛名，自成一家。

　　根据浙江省人民政府、卫生厅关于抢救和继承名老中医、老药工人员的学术经验的指示，我们从1963年开始，就对宁波陆氏伤科经验进行了继承、整理、总结的工作。1973年曾汇编过《宁波陆氏伤科医案》一书，以后又在《浙江中医临床经验选辑》、《浙江中医学院学报》等刊物中陆续选载了陆氏伤科的部分内容。为了较系统、较全面地继承和总结陆氏伤科的主要经验，特汇编成册，供同道们参考。

　　本书主要就陆氏伤科经验擅长部分汇集而成。全书共分七个部分：内伤、伤筋、腰痛、骨折、脱臼和杂病及常用方剂，其中尤以内伤为陆氏伤科最擅长的部分。本书的整理是在先师陆银华的直接指导下进行的，其论述和医案是以先师口述和临床记录整理出来的，保持了陆氏伤科的原貌。医案后的按语是根据先师的启示和我们的体会所写成的。由于我们才学疏浅，可能没有把陆氏伤科的丰富经验完整地整理出来，而且不当之处，在所难免，恳请同道们批评指正。

　　在本书的整理过程中，我们先后得到了浙江中医学院、宁波市卫生局、宁波市中医院领导的关怀和支持，承蒙周炳辉副教授和朱胜良、朱家琛老师及宁波市中医院伤科全体医护人员的帮助，杨载仁同志绘图，在此一并致以谢意。

目录

11

一、内　伤

（一）头部内伤

脑的生理

头部内伤即现代医学所称的颅脑损伤，包括脑震荡、脑挫伤、颅内血肿和脑干损伤等，在临床上较为常见。由于多系外力作用引起，病情凶险，若不及时救治或治疗不当，往往危及生命或留下较难治愈的后遗症。

脑是人生命活动的高级中枢，它调节全身各系统、各器官的生理功能活动，使机体成为统一整体，并使之适应外界环境。人类的大脑皮质是高度发达的高级神经中枢，它除了有调节机体生理活动的功能外，还有思维、记忆、情感等精神活动的功能。人们能够认识世界和改造世界，它的物质基础就是大脑皮层。

祖国医学很早就认识到脑是一个特殊重要的脏器，它"藏精气而不泻"，与全身各脏腑、器官有着密切的联系，属于"奇恒之腑"。

《灵枢·经脉》篇说："人始生，先成精，精成而脑髓生。"《灵枢·海论》篇说；"脑为髓之海，其输上在于其盖，下在风府"，说明先天的精是为脑与髓所资生的源泉，是脑生成的物质基础，脑为髓之归宿所在。《灵枢·五癃津液别》篇说："五谷之精液，和合而为膏者，内渗入于骨空，补益脑髓。"清·王清任《医林改错·脑髓说》中说："因饮食生气血，长肌肉，精汁之清者，化而为髓，由脊骨上行入脑，名曰脑髓"。而脑生成后就要依靠后天的水谷精气源源补给其营养。肾藏精、肺主气、心主血、肝藏血，而脾胃又是气血生化之源，所以脑髓的生成又与五脏有关。

《灵枢·大惑论》说："裹撷筋骨血气之精而与脉并为系，上属于脑，后出于项中"，所谓"与脉并为系"，是指另有一系，与经脉并行，系好像丝之所系，此种系四通八达，如网络相连属于脑所主持，而联属于全体。《灵枢·九针十二原》篇说："节之交，三百六十五会……神气之所游行出入也"，说明由脑系所连属的网络能达于周身的所有筋骨关节，由神气往来传达命令。古人虽未明确认识神经系统，但已经有相当类似神经系统的描述，由此可见祖国医学对脑的生成组织结构，很早就有近似现代结构的认识。

关于脑的生理功能，《灵枢·大惑论》说："五脏六腑之精气，皆上注于目而为之精。精之窠为眼，骨之精为瞳子，筋之精为黑眼，血之精为络，其窠气之精为白眼，肌肉之精为约束，裹撷筋骨血气之精而与脉并为系，上属于脑。"王清任在《医林改错·脑髓说》中则更进一步指出："两耳通脑，所听之声归于脑……两目系如线，长于脑，所见之物归于脑……鼻通于脑，所闻香臭归于脑"，认识到脑与人的视、听、嗅等感觉器官是互相连属的，人对外界事物的印象，主要通过耳、鼻、眼等器官的感觉，集中地反映在脑中。

人的精神活动和思维功能，中医称为"神"，分别归属于五脏，如心藏神，主喜；肺藏魄，主悲；脾藏意，主思；肝藏魂，主怒；肾藏志，主恐等等。明·李时珍首先注意到脑与神志活动的关系，他说："脑为元神之府。"明·金正希也认为"人之记性，皆在脑中"，把人的精神活动和思维功能，主要归属于脑。

《医宗金鉴》中认为头为诸阳之首，位居至高，内含脑髓，脑为元神之府，以统全身，明确地指出了脑不仅是负责情志和思维活动的器官，而且还和全身各组织、脏腑、器官保持着密切的联系，担负着主宰全身功能活动的重要作用。

中医认为，脑为奇恒之腑，藏精气而不泻，元神舍居于脑中，性喜静守，恶扰动。同时，头部脉络丰富，脑为宗脉之所聚，是气血阴阳朝汇之处，手三阳经脉从手走向头，足三阳经脉从头走向足，任督二脉，下起少腹，上交于巅顶，总司一身之阴阳。《灵枢·本藏》篇说："经脉者，所以运气血而营阴阳"，气血阴阳，周运不息，内而五脏六腑，外而四肢百骸，脑对全身的主宰作用，正是通过脉的联络，气血阴阳的运行来实现的。

在正常情况下，五脏精气上输于头，充养脑髓，化生脑气；而头部浊气，下归六腑，继而排泄。清阳上升，浊阴下降，髓海充盈，元神得养，所以人的头脑清晰，耳目聪明，思维敏捷，全身五脏六腑，四肢百骸均能得到统一的调节和支配，正如《内经》所说的"主明则下安"。

头部一旦受到外力震击，脑和脑气必然受损，扰乱了静守之府，出现神不守舍，心乱气越之症。同时头部脉络受损，血离经隧则渗溢留瘀，气血凝滞，阻于清窍，压迫脑髓，使清阳不得上升，浊阴不能下降，气机逆乱，神明皆蒙，脑和脑的功能就发生故障或紊乱，诸症皆发，如神昏不醒，烦躁不安，头晕头痛，恶心呕吐，夜不安寐等等。所以在治疗头部内伤中，开窍安神，升清降浊，为首要之法。

由于脑主宰全身脏腑器官，其功能亦分归于五脏，所以它的生理功能和病理变化均可反映于全身各脏腑，其中与心、肝、肾三脏关系尤为密切。"心藏神"，广义之神，是人体生命活动的总称，是指整个人体生命活动的外在表现；狭义之神，是指心所在的神志，即人的精神，思维活动。根据现在生理学的认识，人的精神思维活动是大脑的功能，即大脑皮层对外界事物的反映。但中医认为人的思维活动与五脏有关，特别与心的关系更为密切。《灵枢·邪客》篇说："心者，五脏六腑之主也，精神之所舍也"。《灵枢·本神》篇又说："所以任物者谓之心"。这里所谓"心"者实际上是指脑的精神活动和思维功能，也就是说接受外来的事物而发生的思维活动过程，是由心来完成的。

语言文字中有"用心"的惯用语，实际就是用脑，脑力劳动者过去也被说成为劳心者。从药物归经学说亦可推论心经药物和脑的关系很大，在临床上往往以入心经的药物来治疗中枢神经系统的症状，如"清心开窍"、"养心安神"、"交通心肾"等。所以祖国医学的"心"除了指心脏之外亦代表了脑，故头部内伤必累及心，心与脑关系最为密切。古人有"心脑"并论之意。我们在临床实际中证明头部内伤初期以治心最为重要，并在整个头部内伤的治疗中也经常注意治心。这是我们治疗头部内伤的主要学术见解。

　　脑和肝也有较大关系。人的精神情志活动除了由心所主之外，与肝的关系也很为密切。《素问·灵兰秘典论》中说："肝者，将军之官，谋虑出焉"。汪昂说："血藏于肝，故善谋虑"。谋虑是脑主宰功能的表现，而脑的这一功能在肝的协同下完成，同时，肝与脑有经络联系，足厥阴之脉属肝络胆与督脉会于巅。即肝之脉系贯膈连心包上入脑中。只有在肝气疏泄功能正常、气机调畅的情况下，人才能气血和平，心情舒畅。如果肝经气血郁滞，肝失疏泄，气机不调，就可引起情志变化，表现为抑郁或亢奋两个方面。肝气抑郁，则见胸胁胀满，郁郁不乐，多疑善虑，甚则闷闷欲哭；肝气亢奋，则见急躁易怒，失眠多梦，头胀头痛，目眩头晕等症。上述诸证常见于头部内伤之患者，因头部内伤，突如其来，心无备，或与人争斗而受惊与气郁，使肝失调达。《素问·至真要大论》中指出："诸风掉眩，皆属于肝"。临床上常见的肝阳上亢，肝风内动多包括着中枢神经系统的症状。所以头部内伤和肝的关系也较大,我们在治疗头部内伤的要点之二就是兼以治肝或心肝并治。

一般而言受伤者初伤多实,伤久多虚,或瘀血不化而致虚中夹实。头部内伤后期主要表现为虚证,即脑气虚(气血虚)、肝肾虚。《灵枢·口问》篇:"上气不足,脑为之不满,耳为之苦鸣,头为之苦倾,目为之眩"。肾藏精生髓。《素问·金匮真言论》中说:"夫精者,身之本也"。精有先天和后天的区分,先天之精禀受于父母,如《灵枢·经脉》篇所说"人始生,先成精"。后天之精来源于饮食,由脾胃化生。先天之精与后天之精是互相依存,相互促进的。出生之前,先天之精的存在已为后天之精的摄取准备了物质基础。出生之后,后天之精又不断供养先天之精,使之得到不断的补充。所以《素问·上古天真论》说:"受五脏六腑之精而藏之",即所谓"肾藏精"而精能生髓,髓通于脑。头部久伤暗耗肾精,肾精虚亏,不能生髓,而致髓海不足。《灵枢·海论》云:"髓海不足,则脑转耳鸣,胫酸眩冒,目无所见,懈怠安卧"。头部内伤后期的主要症状是神倦,头晕,目眩,头痛,耳鸣,健忘,夜寐不宁等症状反复发作,为脑气虚、肝肾虚不能生髓所致。所以头部内伤的后期和肾的关系最大,在治疗上主要是补肝肾益脑气。

头部内伤可通过脑而影响其他脏腑功能。反之,其他脏腑经络受到六淫、七情等的伤害发生病变时,也能直接或间接影响于脑,进而加重头部内伤的症状。同时头部内伤除气血郁滞外,亦可直接受六淫七情的伤害，产生变证。总之，脑的功能高级而精密，与其他脏腑关系也很密切。

辨证

头部内伤根据暴力大小，受伤轻重，素质强弱，证候程度，大致可分为险症、重症、轻症。

1. 险症

（1）脑破髓出者难治。

（2）耳中流白者难治。

（3）脑膜穿破，七窍流血不止者难治。

（4）脉绝额冷者难治。

（5）脚手趾（指）甲俱黑者难治。

（6）足底皮色蜡黄者难治。

（7）二目直视无神者难治。

（8）瞳神散大无边及乌珠闭拢者难治。

（9）大小便失禁者难治。

（10）哭笑无常，吐泄粪便者难治。

（11）口如鱼嘴，气出不收或开口闭目者难治。

（12）头面肿大，骨胀，不省人事者难治。

（13）面青唇黑者难治。

（14）脉洪大急疾者难治。

（15）昏迷日久，角弓反张者难治。

（16）伤后即昏迷，稍醒片刻再昏迷，伴瞳神散大，四肢瘫痪或半身不遂者难治。

（17）昏昏沉沉，神识模糊，谵语郑声，脉象乍数乍疏者难治。

2. 重症

（1）伤后昏迷数小时以上者。

（2）伤后昏迷苏醒后精神恍惚，神志似清非清，沉睡数日不明事理。

（3）伤后昏迷苏醒，不愿出声，心神怵惕不宁，初则嗜睡，继之通宵不眠，头痛不止，眩晕不能起坐，恶心呕吐剧烈。

（4）平素元气虚弱，体衰多病，或患病未愈，或平素善感，忧虑多悲，头部再受伤致昏，苏醒后烦乱不安，心悸而惊，睡眠不宁，多恶梦，头颈不得转动，动则虚汗淋漓。

3. 轻症

受伤后昏迷数分钟或目花乌黯，天旋地转，一瞬即消，或霎时不能出声，但心中明白，随之感头晕，昏浑不舒，恶心，时有呕吐，不思食，食则乏味，或泛泛欲呕，或如晕舟晕车之状，静卧则减轻，行动则少气乏力，不能自持，畏震惧惊，早晨较舒，午后则神易倦，如能适当调治，小儿翌日即消，成人旬日能愈。

如禀赋素弱，善感多虑，治不及时，又不切当，亦能使病情缠绵不休，因此虽症轻亦当审慎，毋使错失时期。精神治疗也十分重要。

治法

治疗以药物内治为主，适当配合外治（敷药）。一般分早、中、后三个时期用药，分期虽和日期有关，但和病情相联系，一般以受伤后十天为早期，十天至四个月为中期，四个月后为后期。早期在用药上以治心为主，根据"惊者平之"、"重可取怯"的精神立法，常用金石重镇药和花穗轻升药相配伍。以重镇安神为主，佐以升清降浊，调和阴阳。亦可用散瘀护心，芳香开窍之剂治疗。

1. 早期

症状：一切险症、重症的初期，可见神志昏迷或恍惚不清，烦躁不安，或感觉迟钝，昏迷嗜卧，头晕，恶心，呕吐，夜寐不宁，瞳神散大或缩小，呼吸短促，脉搏洪大而数或细数。

治法

（1）芳香开窍通闭。方剂：伤科危症夺命丹或苏合香丸或嶅峒丸，磨汁灌服。

（2）镇心安神，升清降浊。方剂：琥珀安神汤。

西琥珀 3～6 克，辰砂 3～6 克，化龙齿 10～15 克，菊花 9 克，冬桑叶 9 克，木通 3 克，薄荷 3 克，荆芥穗 3～6 克。

（3）随症加减

昏迷不醒，瞳孔散大或缩小，烦躁不安，加麝香 0.15 克至 0.3 克（分吞）、天竺黄 9 克、石菖蒲 9～15 克、金箔 1 张。

昏迷不省人事，呼吸微浅，或喘促不畅，喉间痰声如锯，加天竺黄 9 克、川贝母 6 克、远志 6 克、石菖蒲 6 克。

头面瘀肿，耳鼻出血，加参三七 3 克、紫丹参 15

克、茜草炭 9 克、川芎 9 克。

恶心呕吐，胸闷，心烦加苏梗 9 克、藿香梗 9 克、丁香 6 克、姜半夏 9 克、姜竹茹 9 克、朱灯心 1 束。

头痛剧烈，加川芎 12 克、蔓荆子 9 克、藁本 9 克、荆芥穗 6 克。

头晕较甚，目眩，加明天麻 9 克、白蒺藜 9 克、双钩藤 12 克、枣仁 12 克、茯神 12 克、小草 9 克、远志 6 克。

耳鸣、重听，加灵磁石 30 克、石菖蒲 6 克。

夜寐不宁，加枣仁 12 克、远志 6 克、茯神 12 克、合欢皮 9 克、夜交藤 12 克。

2. 中、后期

中、后期一般以肝肾亏损，脑气虚衰为主。遵《内经》"因其衰而彰之"、"形不足者温之以气，精不足者补之以味"的原则，常用味厚补腻之品，以补肝肾、益脑气。但由于头部内伤中、后期的病理变化错综复杂，症状是变化多端的，所以治法也不能一成不变，必须抓住主要矛盾，审因施治。

症状：神倦，懒言，四肢乏力，头晕目眩，头痛耳鸣，夜寐不宁，脉细无力，苔白等。

治法：补肝肾益脑气。

方剂：可保立苏汤。

生黄芪 30～60 克、西党参 15～30 克、白术 10 克、甘草 6 克、当归 10 克、白芍 10 克、枣仁 10 克、萸肉 6 克、甘杞子 15 克、补骨脂 10～30 克、胡桃肉 2 个（打）。

此方为头部内伤中、后期的代表方，表现气血不足，肝肾虚衰的上述症状，均可应用。

随症加减：

偏于头痛，加川芎、蔓荆子、藁本、秦艽。

偏于头晕目眩，加天麻、白蒺藜、钩藤、牡蛎、龙骨。

偏于失眠，夜寐多梦，加炙远志、茯神、五味子。

随证选方：

脑伤后日久，耗伤心血，脾气亦虚，出现失眠，少食，心悸，记忆力减退，四肢乏力等症。治拟补血健脾宁心，用归脾汤加减：炒白术 10 克、茯神 12 克、枣仁 10 克、远志 10 克、黄芪 15 克、党参 12 克、木香 6 克、甘草 3 克、当归 10 克、龙眼肉 10 克、大枣 7 只、生姜 3 片。

伤脑后日久，脑气不足，中气亏损，症见头晕目眩，四肢倦怠，纳差，便溏，下肢虚肿等症。治拟补中益气，用补中益气汤加减：黄芪 24 克、西党参 15 克、白术 10 克、陈皮 6 克、当归 10 克、升麻 6 克、甘草 3 克、柴胡 6 克。

伤脑后日久，肝阴暗耗，肝阳上亢，症见头痛不止，眩晕不除，目赤口苦，脉弦。治拟平肝潜阳，用珍珠母二龙汤：珍珠母 30 克、龙齿 15～30 克、当归 12 克、龙骨 15～30 克、杭白芍 12 克、秦艽 6 克、冬桑叶 10 克、麦冬 12 克、柏子仁 12 克、川牛膝 24 克。

伤脑后肝经郁热，症见畏寒阵热，或见日晡潮热不除，胸闷不适，口苦，脉弦。治拟疏肝理脾、解郁

11

透热，用四逆散加味：柴胡10克、枳实12克、杭白芍12克、甘草3克、陈皮6克、茯苓10克。

伤脑后复感风寒湿，入蕴经络，症见头痛，头胀，头晕，遇天变阴雨即发，或症状加重。治拟温经散寒疏风，用川羌活汤或用川芎茶调散加减。

川羌活汤：川羌活6克、秦艽6克、五加皮10克、防风10克、海风藤12克、细辛3克、川断12克、宣木瓜12克。

川芎茶调散：川芎12克、茶叶6克、荆芥6克、薄荷3克、白芷6克、防风6克、羌活6克、细辛3克、甘草3克。加蔓荆子10克、藁本10克、蝉衣3克、白蒺藜10克。

伤脑后血府有瘀未祛，症见头痛，有时颇剧，失眠，甚至通宵达旦不寐，烦躁不安，胸闷心悸等症，用安神宁心之品不效。治拟祛瘀镇神，用血府逐瘀汤：当归10克、红花10克、生地10克、桃仁12克、赤芍6克、枳壳6克、牛膝10克、柴胡10克、甘草3克、桔梗6克、川芎6克。甚者用癫狂梦醒汤：柴胡10克、赤芍10克、甘草15克、桃仁24克、制香附10克、苏子12克、木通10克、姜半夏10克、青皮6克、陈皮6克、大腹皮10克、桑白皮10克。

伤脑后气虚瘀滞，阻塞经隧，日久正气虚衰，症见单瘫、偏瘫，或半身不遂，四肢麻木。治宜补气祛瘀，用补阳还五汤：生黄芪60～120克、归尾10克、赤芍10克、广地龙10克、红花3克、川芎6克、桃仁10克、可加乌梢蛇30克、川桂木10克、蜈蚣3条。

伤脑后肾阴不足，不能滋养清窍，症见头晕目眩，双目视物模糊，或复视。治拟益肾明目，用还睛汤：大熟地15～30克、生地15～30克、麦冬10克、天冬10克、甜苁蓉12克、白茯神12克、西党参15克、甘杞子15克。可加决明子15克、玉竹15克、紫丹参15克。

伤脑日久，心肾耗伤而不交，肾精亏损，症见头晕目眩，心悸促急，遗精或滑精，牙齿浮动，毛发变白或脱落。治拟补肾养心，用养心汤：当归12克、杭白芍10克、西党参15克、远志6克、麦冬10克、黄芪15克、怀山药15克、芡实24克、莲须10克、枣仁12克、茯神10克、石莲子10克。甚者用还少丹：大熟地30克、怀山药15克、怀牛膝10克、甘杞子15克、陈萸肉6克、云茯苓10克、炒杜仲10克、远志肉6克、五味子6克、芡实30克、小茴香5克、巴戟肉10克、甜苁蓉15克、石菖蒲5克、大枣7只。

伤脑后瘀阻经络，窍络闭塞，双耳失聪，头顶痛颇剧，屡治不效，或脱发不长者。治拟活血通窍，用通窍活血汤：麝香0.3克（绢包）、赤芍3克、桃仁15克、红花6克、老葱5根、鲜姜3片、川芎3克、红枣7枚。轻者耳窍不通，耳鸣内有阻塞感，或重听者。用通气散：炒香附10克、柴胡10克、川芎9克。或可合六味地黄汤加石菖蒲10克。

伤脑后痰入经络，头不能左右转动，动则眩晕愈甚者。治拟通络化痰，用二陈汤：姜半夏10克、云茯苓10克、化橘红6克、甘草5克。

伤脑后神不守舍，心神错乱，烦躁不宁，夜寐不宁或癫狂症。治拟镇神宁心，用龙虎汤：西琥珀 3 克、化龙齿 15 克、辰砂 3～6 克、远志 6 克、枣仁 12 克、茯神 12 克、小草 10 克、马宝 3 克。

中后期总的治疗原则是治本扶正，但根据年龄、受伤的时间长短，劳动性质的不同，又有侧重。如儿童后期侧重于补气养血，青壮年后期侧重于养心益神，老年人后期侧重于生精益髓（补肝肾）；男性重于补气，女性重于养血；新病虚者侧重于温养气血，久病虚者侧重于滋阴益精；体力劳动者后期以温补气血为主，而脑力劳动者伤脑后期以滋养心神为重。

伤脑八忌：

（1）宜避光静卧。

（2）早期严禁甜食（包括味甘药物）、烟酒刺激物和油腻不化之品。

（3）早期严禁服用补气升气之剂：如人参、党参、黄芪、甘草等药。

（4）宜避免精神刺激，情绪冲动。

（5）初、中期严禁房事，后期亦宜竭力节制。

（6）宜避风寒，防止外感。

（7）早期严禁用脑过度，不宜阅读报纸。

（8）中药煎剂宜浓煎，缓缓温服，不宜药物过多，饮服过急，过则易恶心呕吐；不宜太热太冷，太热则促血上行加速，太冷则寒滞。

医案

〔例一〕陈某，男，20 岁，1964 年 11 月 4 日初诊：三天前因推四百余斤柴车从岭上坠到一丈多深的溪坑里，立即不省人事约6小时，急送来医院救治而复醒，诊断为颅底骨折，脑挫伤。邀余会诊，症见神志昏糊不清，恍惚不安，夜寐不宁，呕吐不止，杳不思食，脉来沉细而数，苔白，邪势鸱张，病情危笃，姑拟镇神平脑，开窍止呕之剂，冀望应手为幸。

西琥珀、辰砂各3克，化龙齿、甘菊花、冬桑叶、淡豆豉、藿香梗各10克，石菖蒲、荆芥穗各6克。一帖。

11月5日二诊：进药后呕恶已止，但神志仍似清非清，烦躁不宁，脉弦数，苔白，此险岭未过，再守原意。前方去辰砂、淡豆豉、石菖蒲，加枣仁、远志各10克，荆芥穗改为5克，再服二帖。

11月7日三诊：诸恙迭减，神识转清，头痛、头晕颇剧，脉浮数，苔白。

西琥珀3克、化龙齿15克，天竺黄、石菖蒲各6克，川贝母、甘菊花、冬桑叶、藿香梗各10克。二帖。

11月17日四诊：主症日减，精神始振，唯头痛头晕耳鸣时作，夜寐不宁，再拟养心安神为治。

西琥珀3克、化龙齿15克，枣仁、远志、小草、甘菊花、冬桑叶、蔓荆子各10克，朱茯神、灵磁石各12克。三帖。药后渐得康复。

按：本案西医诊断为脑挫伤，颅底骨折。《医宗金鉴·正骨心法要旨》说："若伤重内连脑髓，及伤灵明，必昏沉不省人事，不进饮食。若再平素气血皆虚，必为不治之症"。脑为奇恒之腑，主藏而不泻。今坠跌重伤脑髓，扰乱心神，灵明失守，以致昏迷不省人事，精神恍惚，恶心呕吐，头痛头晕，夜寐不宁等一系列症状接踵而至。此属伤脑重症，治拟镇心为先，用西琥珀、龙齿、辰砂重镇心神；石菖蒲、藿香梗芳香开窍；甘菊花、冬桑叶、荆芥穗以利头目而升清阳；淡豆豉、藿香梗以止呕恶而除心烦。一开一阖，双管齐下，下方增删连服三剂，病情转危为安。三诊时，脉象滑数，预防痰迷心窍，故投以川贝母、天竺黄以治未病。主症迭减，再以养心安神之剂而获全功。

〔**例二**〕胡某，男，32 岁，镇海郭巨。1965 年 4 月 14 日初诊：五日前傍晚拉载重手拉车不慎，从高约 10 米处的山岭上坠入溪坑，当即昏迷不省人事。许久才被人发现而送当地卫生所救治，注射强心剂后叫喊一声，继续昏迷，烦躁不安，恶心呕吐，吐出食物和血液颇多，病情危笃，转送医院抢救。入院四天经各方抢救，诸恙有增无减，呼吸喘促，面色㿠白，危在旦夕。即行气管切开术，排出大量黏液和血液，并给予氧气，虽肺腑得舒而伤脑之症严重，乃邀会诊。症见神昏颇深，四肢狂动，烦躁不宁，瞳神缩小，对光反射迟钝，喉间痰声如锯，牙关紧闭，右上肢瘫痪，脉来尚和缓而有神，虽治非易易，但仍有生生之机，先拟镇神平脑、豁痰开窍为治。西琥珀 6 克（分冲），化龙齿 15 克，辰砂 3 克，冬桑叶、甘菊花、石菖蒲、天竺黄、川贝母、藿香梗、淡豆豉各 10 克，真金箔 1 张。一帖。

16

4月15日二诊：烦躁狂动略缓，余症未见明显起色，治循原意加减，前方加丹参10克，石菖蒲减至6克。一帖。

4月16日三诊：伤脑险症，一时药难见功，症如抽丝剥茧，层出不穷，神昏未醒，呃逆频作，烦躁颤动又剧，多汗，治拟安神、敛汗、降逆平呃。西琥珀、石菖蒲各3克，化龙齿、枣仁、远志、茯神、柏子仁、川贝母、丹参、柿蒂、浮小麦各10克，天竺黄、公丁香各6克，龙骨、生牡蛎各15克。一帖。

4月17日四诊：昨投镇神平呃之剂，未见进退，呃逆频作依然，症属血瘀，治拟祛血腑之瘀，方以血府逐瘀汤加味，另辟一途，以观后效。

柴胡、甘草、枳壳、橘红各3克，赤芍、红花、当归、生地、川牛膝、姜炒竹茹各9克，桃仁12克，桔梗、川芎各5克，公丁香、柿蒂各6克。一帖。

4月18日五诊：进药一剂，呃逆顿平，烦躁颤动亦除，神志渐清，始知头痛，夜寐欠安，治拟镇心平肝法。珍珠母、化龙齿、龙骨各15克，当归、杭白芍、麦冬、冬桑叶、秦艽、柏子仁各12克，川牛膝24克。二帖。

4月20日六诊：神昏已清，已能进食，头痛亦瘥，唯头晕目糊，情绪忧郁，悲伤欲哭，再以镇心安神为治。西琥珀6克，龙齿、冬桑叶、甘菊花、朱茯神、枣仁、远志、小草、丹参各10克，朱灯心1束。一帖。

4月22日七诊：迭进安神之剂，诸恙日减，但右上肢瘫痪如旧，脉缓少力。治拟益气祛瘀，通经活络。

生黄芪 120 克，归尾、赤芍、桃仁、地龙各 9 克，红花、川芎各 3 克。一帖。

4 月 23 日八诊：精神忧郁，瘀血挟痰浊蒙蔽心窍，痴笑悲哭，入夜烦躁不宁，殴打爱人，起床外奔，此为癫狂燃发，投以癫狂梦醒汤主治。

柴胡、赤芍、木通、香附、制半夏、大腹皮、桑白皮各 10 克，苏子 12 克，青、陈皮各 5 克，甘草 15 克，桃仁 24 克。一帖。

4 月 24 日九诊：投药见功，癫狂已平，夜能安寐，原方续服，以固前功。

甘草 15 克，苏子 12 克，桃仁 24 克，柴胡、赤芍、木通、香附、制半夏、大腹皮、桑白皮各 10 克，青、陈皮各 6 克。一帖。

4 月 25 日十诊：病情日见好转，神色得复，胃纳亦馨，唯右上肢瘫痪未复，再以补阳还五汤治之。

生黄芪 120 克，归尾、赤芍、桃仁各 10 克，红花、川芎各 3 克，广地龙 5 克。一帖。

4 月 26 日十一诊：癫狂又发，悲伤痛哭，语无伦次，再投癫狂梦醒汤。

柴胡、赤芍、香附、木通、大腹皮、桑白皮、制半夏、枣仁、远志、小草各 10 克，茯神、苏子各 12 克，青皮、陈皮各 9 克，甘草 15 克，桃仁 24 克。一帖。

4 月 27 日十二诊：癫狂又平，神志全清，回话切题，尚觉头昏，治拟安神定志为主。

西琥珀 6 克，辰砂 3 克，龙齿、茯神、枣仁、远志、小草、甘菊花、冬桑叶各 9 克，灯心 1 束。一帖。

4 月 28 日十三诊：头晕已平，右上肢瘫痪依然，四肢乏力，此乃气虚血瘀所致，治宗原意。

生黄芪 60 克，归尾、赤芍、广地龙各 6 克，桃仁 24 克，红花 5 克，川芎 3 克。一帖。

4 月 29 日十四诊：右上肢瘫痪渐复，手指也能活动，数日未更衣，再循原意加减。

生黄芪 120 克，当归 15 克，赤芍、桃仁各 9 克，红花、川芎各 3 克，广地龙 6 克，大生地、蜜蜂各 30 克。二帖。

4 月 30 日十五诊：右上肢已能活动，但握力未复，头痛头晕又作，夜寐不佳，腑气仍不通，治用镇心平肝。

珍珠母、龙骨各 15 克，龙齿 10 克，当归、杭白芍、麦冬、冬桑叶、柏子仁、秦艽各 12 克，川牛膝 24 克，蜂蜜 60 克。二帖。

5 月 2 日十六诊：头痛头晕得减，胃纳也佳，能起床步履，但忧郁悲哭又作，再投癫狂梦醒汤防癫症发作。

柴胡、赤芍、木通、香附、陈皮、大腹皮、桑白皮、制半夏、酸枣仁、远志、小草各 10 克，苏子、朱茯神各 12 克，桃仁 24 克。一帖。

5 月 3 日十七诊：情志已复，近时有潮热，脉弦、苔白，治拟四逆散加味。

柴胡、枳实各 6 克，杭白芍、茯苓各 12 克，甘草

3 克，陈皮 5 克。二帖。

5 月 5 日十八诊：潮热已退，近日小溲不畅，并有涩痛尿频，点滴不净，此乃气虚不能通调水道所致，治以黄芪甘草汤。

生黄芪 60 克，生甘草 24 克。一帖。

5 月 6 日十九诊：药后小溲已见通畅，尿频已减，唯腑气不通，右胸部疼痛，咳痰不爽。治拟开肺气通腑气。

大力子、白芥子、杏仁、前胡、浙贝各 9 克，苏子、杭白芍、生麻仁、郁李仁、瓜蒌仁、柏子仁各 12 克，桃仁 15 克，枳壳 3 克。一帖。

5 月 7 日二十诊：诸恙悉平，二便亦调，唯感四肢软弱无力，视物模糊，以调补肝肾而获全功。

移山参、白茯苓、天冬、甘杞子各 10 克，麦冬、大生地各 12 克，大熟地 18 克，肉苁蓉 24 克。六帖。

按：本案为脑挫裂伤，属伤脑危症。神志昏迷时延 10 天，神志昏糊，恍惚达半月，诊治达 20 余次，病程中症状变化多端，危症此起彼伏。在诊治中根据不同时期病情变化，抓住主要矛盾，一一加以攻克，以转危为安而获痊愈。

初诊投以镇神平脑，芳香开窍之剂。危症虽略缓，但尚未根本转佳，而三诊时呃逆频作不止，此为脑伤中罕见之险症。急则治其标，故治急转降逆平呃为主，用丁香柿蒂汤加味。药不见功，呃逆依然频作，细追其因，患者坠跌后，必有瘀血为患。清·王清任《医林改错》中有呃逆为血府有瘀所致之说，故投以血府逐瘀汤加味，进药一剂，呃逆全消，神昏始清，诸恙均有好转。再经镇神平脑之剂调治后，转危为安。苏醒后追忆受伤时的惊险，并一看自己重伤卧床，不能起动，未知何日可复。情绪忧郁，淌泪悲哭不能自禁，气机不畅，痰浊夹瘀血迷蒙清窍，出现痴笑悲哭，殴打爱人，突然起床外奔等癫狂之症。方取王清任的癫狂梦醒汤，重用活血化瘀，理气豁痰之剂而收效。后期诸恙基本已消，唯感四肢软弱乏力，双目视物模糊，治以补气益肝肾，用还睛汤而结束治疗。

〔例三〕汪某，女性，7岁，奉化尚田公社。1963年10月28日初诊：据诉大门倒下，击伤后脑，至今已十六天。当时昏迷不省人事约一小时，右耳衄血颇多，急送县人民医院抢救而苏醒。伤后第五天，口鼻、耳道又流血，随后又昏迷。经急救后，神志仍昏迷不省，转送市某医院救治，仍不见好转，求治于余。症见神志昏沉不清，面色苍白、无神色，唇色青，烦躁不宁，面部肌肉及四肢不时抽搐痉挛。抽搐时右眼向左牵斜，两目呈明显的斗鸡眼，颈项强直，牙关紧闭，上肢不能活动，不知握物，不会语言，呼吸浅微短促；烦躁时则发出尖利的噪音，入夜尤剧；右耳有水流出如涕。但在抽搐间歇时，汤匙拿到嘴边能开口吞咽。脉浮滑，重按虚软。此乃神乱气越，肝风乘虚内动的伤脑险证，治非易易，喜其胃气未败，尚有一线生机。治拟镇心安神，平肝熄风，祛瘀通络。虑药物庞杂，故拟二方分上下午服。

方一：天竺黄5克，双钩藤、甘菊花、冬桑叶、龙齿、丹参各 10 克，辰砂 1.5 克（上午服）。

方二：琥珀、川芎、桃仁、红花、参三七各 3 克，当归、赤芍各 9 克，地龙 6 克（下午服）。一帖。

10 月 29 日二诊：药后稍有变动，上半夜较安，下半夜仍烦躁，阵发性抽搐。颜面向左牵斜，上肢拘挛，但抽搐次数已减（现已二十分钟抽搐一次而无力），两目仍成斗鸡眼，但较前减轻。神仍昏糊，面色苍白，唇青，脉浮滑，重按虚软。《素问·至真要大论》中说："病发而不足，标而本之，先治其标，后治其本。"伤脑神乱为本，气越肝风乘虚内动为标，先治其标，首当扶正。

生黄芪 120 克，西党参、焦冬术各 12 克，甘草 3 克，酸枣仁、甘杞子、补骨脂、陈萸肉各 6 克，当归 9 克，胡桃 1 只（打）。一帖。

11 月 2 日三诊：神识渐清，面色转华，唇色泛红，抽搐不减，耳内流水不止，精神始振，右侧肢体瘫软，难以握物，步履不稳，两目尚成斗鸡眼，再拟补元气、祛瘀通络为治。

生黄芪 120 克，西党参 15 克，当归、赤芍各 10 克，川芎 3 克，地龙、酸枣仁、桃仁各 6 克，红花 2 克。二帖。

11 月 5 日四诊：诸恙迭减，精神振，二便调，胃纳馨，能说话，手可动，脚能行，脉有神。斗鸡眼好转而未愈，伴有头痛、头晕，再拟镇心安神以治其本。

西琥珀 3 克，化龙齿、朱茯神、甘菊花、冬桑叶、赤芍、丹参、小草、远志、酸枣仁各 10 克，石菖蒲、荆芥穗各 5 克。二帖。

11 月 19 日五诊：头痛头晕已减，语言流利，步履如常，手能握物，上举活动自如，唯右手伸指稍不活络，握物少力，右眼略有向左侧牵斜，再拟补正祛瘀通络为治。

生黄芪 60 克，当归、赤芍各 9 克，川芎、地龙、桃仁各 6 克，红花 3 克，西党参 12 克。六帖。

1964 年 1 月 20 日六诊：诸恙基本已除，精神轩昂，形体丰满，灵敏如同伤前，口眼已正，右手已能握筷但少力，治宗原意，原方去党参，续服六帖，结束治疗。

按：本案伤后第五天，右耳道再度出血，昏迷，抽搐，口眼㖞斜，肢体偏瘫诸恙有增无减，系脑挫裂伤，脑组织出血，症属伤脑险症。先拟伤脑早期法则施治，投以镇心安神之剂，虽缓其急而未树大功。细追其因，伤脑已愈半月，七窍出血，四肢抽搐，脉浮滑重按虚软，正气大伤，虚故也。急宜大剂峻补，用可保立苏汤，黄芪用足 120 克，治法中旨，峻补建功，弃死回生，诸恙迭减，神志清，抽搐止。使病情发生了根本性转机，可见治病关键在于辨证。

〔**例四**〕钱某，男，34 岁，鄞县横溪梅林公社金山大队。1964 年 12 月 14 日初诊：七天前晚上七时许，失足坠入一丈深的坑内。当即昏迷约半小时左右，至今尚昏糊不清。右耳道内出血，呕恶不止，声音嘶哑，口舌糜烂。以往每逢气交之时，咳嗽多痰。先拟镇心平脑、开窍化痰为治。

西琥珀、天竺黄、石菖蒲各 6 克，化龙齿 15 克，辰砂 3 克，川贝母、甘菊花、冬桑叶、藿香梗、淡竹茹各 9 克。一帖。

12 月 15 日二诊：神志渐见清醒，已觉头痛较剧，耳鸣音哑，口舌糜烂，未见明显好转，舌苔黄燥，脉虚大，证属肝阴不足，虚阳上越，治拟养阴平肝。

珍珠母、化龙齿、龙骨各 15 克，当归、杭白芍、冬桑叶、秦艽、柏子仁各 12 克，麦冬 18 克，川牛膝 24 克。一帖。

12 月 16 日三诊：诸症迭减，原方加天竺黄、川贝母各 9 克。二帖。

12 月 18 日四诊：神色转佳，头痛亦瘥，声音恢复正常，口舌糜烂也有好转，有少咳稠痰，起床仰头动作，则头晕较显，时有恶心，脉弦，苔腻。

陈皮 5 克、茯苓 12 克、姜半夏 9 克、甘草 3 克。二帖。

12 月 24 日五诊：诸症基本已除，唯时有心悸，夜寐欠宁。

西琥珀、辰砂各 3 克，化龙齿 15 克、甘菊花、冬桑叶、酸枣仁、远志、小草各 9 克，茯神 12 克，灯心 1 束。一帖。

续服归肝汤加小草五帖，嘱出院回家调养。

按：伤脑逾周，神志昏糊不清，呕恶不除，右耳出血，症重无疑。西医诊断为脑挫伤，颅底骨折。患者素有咳嗽多痰，陆师在治伤脑之症时十分注意防止痰迷心窍和痰入经络，故拟镇神平脑豁痰开窍为先，投以琥珀安神汤加天竺黄、石菖蒲、川贝母等。进一剂，神志转清，呕吐已除，但头痛颇剧，音哑，口舌糜烂，舌苔黄燥，证属阴液亏损，虚火上炎。以二龙一珠汤重用麦冬、川牛膝。服药三剂，大有起色。四诊时少咳、稠痰，起床仰头动作则头晕颇剧，脉弦，症属痰入经络为患，投用二陈汤而收效。

〔**例五**〕戴某，女，38岁，宁波和丰纱厂工人，1964年12月26日初诊。患者于本月二十日站在大礼堂开会，突然晕倒后跌，枕部着地，当即昏迷，二便失禁。五小时后苏醒，恶心呕吐，头晕头痛颇剧，西医诊断为脑震荡。次日再度昏迷十余分钟，邀余会诊。以往有失眠，头晕及慢性胆囊炎史。脉细弦，苔白体胖。

西琥珀、明天麻各6克，化龙齿15克，辰砂3克，甘菊花、冬桑叶、苏梗、淡豆豉、淡竹茹各7克，灯心1束。一帖。

25

12月27日二诊：药后头晕头痛稍平，但夜寐仍不宁，头不能向左右转动，动则眩晕颇剧。

陈皮5克、姜半夏6克、茯苓12克、甘草3克。一帖。

12月28日三诊：症状如前，再宗原意，原方去茯苓加茯神6克。一帖。

12月30日四诊：头晕见减，能左右缓慢转动而不作眩，但不能抬头，夜寐仍不安宁。再拟镇神宁心。

西琥珀4克，化龙齿15克（先煎），朱茯神12克，酸枣仁、远志、小草、冬桑叶、甘菊花、夜交藤、合欢皮各 9 克，朱灯心一束。三帖。

1965 年 1 月 2 日五诊：头晕头痛稍好转，睡眠转佳，少有咳痰，舌苔腻。

珍珠母、化龙齿、龙骨各 15 克，当归、杭白芍、麦冬、冬桑叶、秦艽、柏子仁各 12 克，川牛膝 24 克，川贝母 9 克。一帖。

1 月 4 日六诊：前症有所好转，头晕虽轻，但仍不能抬头，抬头则晕倒。

陈皮 5 克、茯苓 12 克、制半夏 9 克、甘草 3 克。二帖。

1 月 7 日七诊：头晕已见明显好转，而夜寐又不宁，记忆力减退，时有心悸。证属心脾两虚，治拟益心健脾。

西党参、野白术、辰茯神各 12 克，生黄芪 24 克，当归、酸枣仁、远志、龙眼肉各 9 克，炙甘草 3 克，大枣 7 枚。二帖。

1 月 10 日八诊：头晕、心悸已减，精神转振，右侧头部后枕处疼痛隐隐，夜眠不宁，昨夜入寐仅 2 小时，伴恶梦纷纭，口苦，脉弦，苔白腻。

柴胡、甘草各 6 克，赤芍、红花、当归、川牛膝各 9 克，桃仁 12 克，枳壳、桔梗各 5 克，生地 15 克、川芎 3 克。

1 月 15 日九诊：进剂三帖，头痛顿减，夜寐亦宁，但仍多梦，精神舒畅但乏力，予归脾汤四帖调养之。

按：患者脑震荡早期用镇心平脑之剂后，主症已缓，出现痰咳、瘀血为患。头部不能左右转动及抬头，动则头晕颇剧，陆师认为系痰入经络。丹溪说："无痰不作眩"，故投二陈汤以化经络之痰而建功。

王清任说："夜不安者，将卧则起，坐未稳，又欲睡，一夜无宁刻，重者满床乱滚，此血府血瘀。"患者素有失眠史，自伤后夜寐始终不得安宁，此必血府之瘀不化，投以血府逐瘀汤，药到病除。据患者站立开会突然昏厥跌扑，伤后又二度昏迷，气必虚，故最终以归脾汤调治而结束治疗。

〔例六〕林某，男，45岁，北京铁道部。初诊：1963年1月28日。一年前骑马跌仆，当时昏迷半小时左右，诊断为脑震荡。经治后其他症状已愈，但后遗头痛，时隐时显，缠绵不绝，遇劳加剧，时有通宵达旦不眠或入寐乱梦纷纭。经多方治疗不效，精神不振，枕部瘀血块未化，口苦，脉弦，苔白。治拟平肝潜阳。

珍珠母、龙骨、龙齿各15克，白芍、秦艽、麦冬、冬桑叶、柏子仁、酸枣仁，远志各9克，当归12克，川牛膝24克。三帖。

3月1日二诊：头痛减轻，但寐劣如旧，继服原方三帖。

3月5日三诊：感头胀不适，睡眠仍不宁，伴有畏寒阵热。

柴胡、甘草、陈皮各3克，白芍10克，枳实6克，茯神12克。二帖。

3月7日四诊：诸症已减，唯夜寐不宁，耳鸣，精神不振。

　　黄芪 30 克，党参、白术、当归、茯神各 12 克，甘杞子、酸枣仁、远志、龙眼肉各 9 克，甘草 3 克，红枣 7 枚。三帖。

　　3 月 10 日五诊：精神转佳，但睡眠始终没有改善，证属血府有瘀。

　　生地、赤芍、桃仁、红花、川牛膝各 10 克，当归 12 克，甘草、枳壳、桔梗、川芎各 3 克，柴胡 6 克。三帖。

　　3 月 14 日六诊：药后夜寐转佳，每夜能睡五六小时，梦亦少，原方继服。七帖。

　　3 月 22 日七诊：血府逐瘀汤连服十帖，夜寐已宁，不服镇静剂亦能安眠 6～7 小时，唯四肢乏力。用归脾汤加别直参 3 克。七帖而获全功。

　　按：患者脑震荡后遗症，头痛，夜寐不宁，时隐时显，缠绵不愈已一年。口苦，脉弦，久伤肾阴暗耗，肝阳上越，扰乱清窍，而致头痛不止，故治拟二龙一珠汤平肝潜阳。珍珠母、龙骨平肝，龙齿重镇，杭白芍、麦冬滋阴，重用川牛膝以引火归原。系陆氏治头部内伤，肝肾阴亏，肝阳上亢所致头痛、口苦、脉弦的重要秘方。辨证准确，收效颇显，连服六剂，头痛顽疾被克。但夜寐不宁，乱梦纷纭依然，投以宁心安神之剂不效。此必瘀血为患，用血府逐瘀汤治之。清·王清任在《医林改错》中说："夜不能睡，用安神养血药治之不效者，此方若神"。连服十剂，血府之瘀得祛，夜寐得宁，最后以归脾汤加别直参调养而结束治疗。

〔例七〕王某，女，64 岁，宁波。初诊：1963 年 12 月 31 日。二十多天前，不慎从 2 公尺多高的楼梯上坠跌，立即不省人事约 2 小时，大小便失禁，当地医院诊断为轻度脑挫伤。后遗头痛、头昏、目眩，夜寐不宁，颈项牵强，难以转侧，脉细濡，舌光剥、质红。拟以安神定志，滋阴增液为治。

麦冬、珍珠母、化龙齿各 15 克，冬桑叶、甘菊花各 10 克，西琥珀 3 克，荆芥穗 3 克，明天麻 6 克，灯心 1 束。二帖。

1 月 2 日二诊：药已建功，症状显著减轻，颈项牵强亦有缓解，夜寐尚宁，精神转佳，唯头痛较甚，舌虽光剥，但有津液，治循原意。

麦冬 18 克，琥珀 4.5 克，化龙齿、冬桑叶、酸枣仁、丹参、茯神、远志各 9 克，小草 6 克。二帖。

1 月 4 日三诊：精神已振，头晕得减，颈项牵强已除，大便秘结，头痛依然。以镇心平肝，滋阴润下为治。

珍珠母、化龙齿、龙骨各 15 克，冬桑叶、甘菊花、秦艽、当归、白芍各 6 克，川牛膝、麦冬各 18 克，柏子仁 12 克。三帖。

按：年逾八八，气阴早衰，今复伤脑，伤及心神，暗耗肝阳，虚阳上扰，故头痛目眩。肝主筋，肝木失荣，筋失濡养，故颈项牵强，难以转侧。火热伤津，苔剥质红，大便秘结，治拟镇心安神法变通。重用麦门冬，以滋阴生津而清心，液增则浮阳得平，诸恙自愈。

〔**例八**〕施某，男，30 岁，奉化溪口。初诊：1964 年 5 月 11 日。半月前因扛重物不慎跌仆，重物压在右颞部，当时昏迷约二小时，右耳出血颇多，恶心呕吐，吐出有血块及食物。苏醒后昏糊不清，通宵不寐，头痛头晕剧烈，右瞳孔缩小，伴有血点，苔白腻，脉浮数，心神不安，惊悸，咳嗽，腰痛连腿。上述症状至今未好转。

西琥珀、石菖蒲各 3 克，化龙齿、甘菊花、冬桑叶、赤芍各 9 克，辰砂 3 克，荆芥穗 6 克，参三七 6 克（分吞）。二帖。

5 月 14 日二诊：进剂后转危为安，神糊已清，已能安寐，头痛头晕亦减，但头尚有胀痛，耳鸣耳聋，苔薄白，脉缓有神。治拟养心神、清脑行血开窍。

荆芥穗 5 克，蔓荆子、冬桑叶、赤芍、丹参、酸枣仁、茯神、柏子仁、龙齿、磁石、石决明各 10 克，甘菊花 15 克，石菖蒲 6 克。二帖。

5 月 16 日三诊：症状日益减轻，头晕已除，精神渐振，唯头有胀感，耳鸣重听，视力不足。治拟还睛汤加味，并嘱回家调养。

移山参、石菖蒲各 6 克，茯苓、甘杞子、苁蓉、甘菊花、茯神各 9 克，天冬、麦冬、熟地、生地各 12 克。

按：耳窍出血，神志昏糊半月不清，瞳孔缩小，通宵不寐，此为伤脑重症，西医诊断为脑挫裂伤。虽时逾半月，但急症未除，神乱气越未收，瘀血未化，所以仍按伤脑治疗原则，先投以琥珀安神汤加味，重用参三七止血化瘀，并用赤芍助之，为诸窍出血必用之品，进剂二服，险岭越过，诸恙减轻。二诊时需巩固前功，方中用酸枣仁、茯神、柏子仁以补养心神，并用灵磁石、蔓荆子以疗耳鸣。三诊时表现了重伤致虚，肝肾不足，难以滋养清窍，而致双目视物模糊，则以大剂调补肝肾为主。

〔**例九**〕陈某，男，40 岁，余姚。1964 年 1 月 30 日初诊：在一月前，被木头击伤头顶部，当即昏迷片刻，后遗头痛头晕不除，精神软弱，夜寐不宁，乱梦纷纭，双目视物模糊，苔薄白而燥，脉沉细。

生黄芪 30 克，甘杞子、党参、麦冬各 15 克，当归、杭白芍各 15 克，白蒺藜、枣仁、白术各 9 克，炙远志、陈萸肉各 6 克，甘草 5 克，藁本 10 克。五帖。

2 月 3 日二诊：方药中肯，诸恙显减，精神转振，头晕头痛已减，惟双目视物模糊依然，眼燥，苔白裂纹。治拟滋肾涵窍。

茯苓、太子参、甘杞子、淡苁蓉、麦冬、天冬各 9 克，熟地、生地各 18 克。五帖。

按：《灵枢·海论》云："髓海不足，则脑转耳鸣，胫酸眩冒，目无所见，懈怠安卧。"该患者震脑，时逾一月，症见头痛头晕不除，精神软弱，双目视物模糊，夜寐不宁，此髓海不足使然，投以可保立苏汤加味。方中以参芪归芍大补脑气，甘杞子、陈萸肉等以补脑充髓，方药中肯见效显著，进剂五服，精神转振，头痛头晕均减，但双目视物模糊依然。王清任说："两耳通于脑，所听之声归于脑，两目系如线，长于脑，所见之物归于脑……"《素问·上古天真论》说："肾主水，受五脏六腑之精而藏之。"肾藏精，精生髓，滋养脑。双目视物模糊为髓海不足，其本在于肝肾，故在治疗上以补肾精为主。即所谓："欲荣其上，必灌其根。"方用《伤科补要》还睛汤，以淡苁蓉、杞子、生熟地、天麦冬补肾增液，太子参、茯苓补气健脾，肾水有气化而成精，化为髓，上输于脑，滋养清窍。

〔例十〕高某，男，5岁，宁波。1964年12月18日初诊：患儿于三日前不慎从楼上跌下，惊叫一声后即昏迷约2分钟，苏醒后，两手不自主地抽搐，无呕恶，神志昏糊，翌日呕吐两次，潮热，头部左侧有血肿，左下腹压痛，经某医院诊断为颅脑损伤，邀余会诊。

琥珀、石菖蒲各3克，化龙齿9克，辰砂1.8克，姜竹茹、藿香梗、甘菊花、冬桑叶各6克，砂仁、公丁香各2.4克。一帖。

12月19日二诊：神志转清，呕吐亦止，血肿渐消，头痛尚存。前方去石菖蒲、竹茹、砂仁、丁香，加丹参6克，荆芥穗4.5克。一帖。

12月20日三诊：精神如常，无其他不适，不需再服药，嘱回家调养。

〔例十一〕张某，男，9岁，奉化。1962年5月4日初诊：患儿被小汽车撞伤，左太阳穴处有破口合并右侧肋骨骨折。醒后复昏迷，面色苍白，瞳孔缩小，血压下降，小便不解，病情危笃。西医认为内脏出血可疑，要剖腹探查。瞳神缩小，必有震脑，未剖腹前，先拟镇神平脑，芳香开窍为治，以图化险为幸。

琥珀、参三七各 4.5 克，辰砂 3 克，天竺黄、川郁金各 6 克。一帖。

5 月 5 日二诊：进药后昏迷已醒，小便亦通，一般情况均有明显好转，食欲始复，再循原意出入。

参三七、西琥珀各 4.5 克，辰砂 2.4 克，龙齿、丹参各 9 克，明天麻、苏梗、荆芥穗、冬桑叶、甘菊花各 6 克，灯心 1 束。一帖。

5 月 6 日三诊：症状继续减轻，神志完全清楚，精神亦振，能坐起吃饭，无不适感。

琥珀 4.5 克，龙齿、冬桑叶、荆芥穗各 6 克，辰砂 2.4 克，明天麻、甘菊花、丹参各 9 克，薄荷 3 克，灯心 1 束。二帖。

随访：情况良好。无后遗症。

〔例十二〕徐某，男，11 岁，宁波。1963 年 8 月 12 日初诊：今晨因抱小孩旋转游戏，骤然摔倒，左额着地，当即昏厥数分钟，恶心呕吐二次，左额瘀肿，并有右胁疼痛，头晕颇剧，神疲嗜睡，脉滑，苔白。

参三七、公丁香各 2.4 克，琥珀、苏梗各 3 克，化龙齿、菊花、冬桑叶各 9 克，辰砂 1.8 克，姜竹茹 6 克。二帖。

次日其父来告，药后诸恙如失，结束治疗。

按：以上三例系小儿震脑。隋·巢元方《诸病源候论》说："小儿脏腑娇弱。"《小儿药证直诀》也说："五脏六腑，成而未全……全而未壮。"说明小儿脏腑娇嫩，形气未充，抗病能力薄弱，因此头部一受损伤，灵明易受扰，神不守舍，昏迷不省人事，神识萎顿，或惊悸抽搐，诸恙蜂起。而胃气娇弱，必失和降，故呕吐恶心，十有八九，此为小儿震脑特征。但小儿脏腑气机清灵敏捷，活力充沛。如能及时诊治，医护得宜，病愈迅速。

（二）胸胁内伤

胸胁内伤是指外力引起胸壁及内部气血、经络和肺脏的损伤。

胸中又称为膻中，部位属于上焦，《灵枢·决气》篇说："上焦开发，宣五谷味，熏肤、充身、泽毛，若雾露之溉，是谓气。"《灵枢·海论》篇说："膻中者为气之海。"说明全身之气，皆汇于胸中，胸为多气之府，是气机升降出入运动的枢纽。无论举重、推车、用力进气，或是跌仆、挤压、暴力撞击，都可以引起胸部气机的损伤。轻者气滞，重者气闭。气本无形，其性走窜，气机不通则痛，不畅则胀，所以伤气在临床上多以胸胁胀痛，痛无定处，局部无明显压痛为主要特征，如气闭蒙蔽心窍，则可出现神志昏迷等症。

胸部又为全身经脉上下通行之处，凡是跌仆、挤压、拳打棍击等暴力直接挫伤胸部，所伤之处，必血行受阻，瘀血凝滞，有形之血，留滞不去，就会发生局部瘀血肿胀，疼痛剧烈，压痛明显等症。

气与血的关系十分密切，气为血之帅，气行则血行，气滞则血瘀，所以伤气甚者，常可导致血瘀。同样，局部瘀血凝滞也可以引起气机运行不畅，所以在临床上以气血两伤最为多见。

由于胸部为气机运行的枢纽，按气为血帅，气行则血行之理，我们在胸胁内伤的治疗中不论伤气伤血，总以理气、行气为先导，随症加减。

胸部气血与脏腑之间有密切的联系。气血运行，全赖心肺的推动，肝脏的调节和疏通。因此，胸胁内伤，除气血损伤外，常可累及心、肝、肺三脏，尤其与肺、肝二脏关系最大。

胸廓之中，肺脏最大。外力由表及里，肺脏首当其冲，且肺为娇脏，不耐震击，容易损伤。伤后血气熏肺，清肃失司，痰浊留恋，就会发生咳喘痰多，胸闷气促等症，所以在治气血的同时应肃肺化痰。

两胁为肝之分野。胸胁损伤，败血凝滞，从其所属，必归于肝，同样，由于情志失调，肝气郁结，也常是胸胁内伤的诱发原因，在治疗上要注意疏肝解郁。

一般来说，伤后日久，每多气血耗损，出现神疲乏力，胃纳不佳等症。脾胃是气血生化之源，所以健脾和胃，常为治疗胸胁内伤的善后之法，尤其是血脉损伤咳血之后，更应健脾胃以生气血。

辨证施治

1. 伤气血

胸胁内伤，若无脏腑、经络的损伤，则气血凝滞，多积于胸壁肌腠之间，临床上主要表现为胸胁疼痛，胸闷不舒，呼吸或咳嗽时疼痛加剧。

（1）如偏于伤气，症见胸胁胀痛，痛无定处，或窜痛掣背，疼痛范围较大，局部无明显压痛。治宜理气止痛，佐以活血化瘀。方用理气行血汤（香附、木香、元胡、郁金、赤芍、当归尾、苏梗、砂仁、枳壳）。

（2）如偏于伤血，症见局部肿胀，疼痛颇剧，或痛如针刺，痛点固定不移，压痛明显。治宜行气活血，可用上方加参三七、三棱、莪术、大黄等活血祛瘀之品。

（3）随症加减

胸痛甚者加乳香、没药，重症加参三七。

胸胁痛而伴有咳嗽，多痰者加陈皮、杏仁、浙贝、白芥子。

如大便秘结不通者加杏仁、郁李仁、瓜蒌仁、火麻仁。

2. 伤血脉

胸胁内伤，络脉破损，血液妄行，症见伤痛之外，常喉痒作咳，痰中挟血，轻者血丝隐隐，重者咳血鲜红，治宜止血化瘀，方用"止血方"（参三七研末吞、藕节、赤芍、陈皮、杏仁、浙贝、丹皮炭、茜草炭、白茅根），重症加血余炭、地榆炭。

3. 伤肺脏

（1）胸胁内伤，累及肺脏，重者肺膜破裂，气血溢于胸膜腔中。症见胸闷欲绝，呼吸困难，喘促不安，口唇紫绀，四肢厥冷，脉微欲绝，或面色苍白，大汗淋漓。西医称为气胸、血胸，病情危重，宜中西医结合抢救治疗。

（2）损伤轻者，肺功能活动障碍而无器质性的损伤，伤后肺气壅滞，清肃失司，痰浊恋肺。症见胸痛之外，咳嗽频数，痰多气促，苔白腻，脉弦滑，治宜肃肺化痰，方用疏气化痰汤（苏子、白芥子、大力子、杏仁、浙贝、枳壳、橘红络、旋覆花、丝通草）。

（3）随症加减

兼见气血凝滞，胸痛较剧者，加赤芍、桃仁、参三七、郁金、元胡等。

兼有外感，头昏鼻塞，微恶风寒者，加前胡、苏叶、防风等。

咳痰不畅加枇杷叶、款冬花，甚者加桔梗。

痰中挟血者，去白芥子，加参三七，甚者改用止血方。

阴虚者去白芥子加麦冬。

4.其他脏腑的损伤（一般不太常见）

（1）伤后胸中气闭，或瘀血攻心，蒙蔽心窍，症见神志昏迷，不省人事，胸闷气急。治宜芳香开窍，用苏合香丸或嵝峒丸一颗磨汁灌服。

（2）如伤后肝经郁热，症见寒热往来，口苦心烦，纳差，舌边尖红，脉弦数。宜疏肝解郁，方用加味四逆散（柴胡、枳壳、白芍、甘草、陈皮、茯苓）。

在胸胁内伤的治疗中，临证时分清主、次、轻、重，抓住主要矛盾，掌握病机，进行辨证施治，甚为重要。一般来说，伤气血与伤脏腑同时存在时，应先治脏腑的损伤，调整脏腑的功能活动，有利于气血损伤的治疗。特别是脏腑和血脉的损伤，凡是见到咳嗽、咳血症状的，都应先止咳止血，待症状减轻后，再治气血的损伤，往往见效快，疗效好。

5. 伤膏肓

即膏肓穴，位于肩胛冈的内下方，大小菱形肌肌腱处。其损伤多由于肩部负重或头颈部、肩背部姿势不正，用力不当而致气血郁滞。部分病人劳损在先，复感风寒蕴入经穴，其主要症状为局部刺痛并可走窜胸胁，肩胛背部拘挛板滞作痛，肩部难以负重，胸闷不适。治宜理气行血，祛风通络。方用陆氏祖传验方，膏肓八味方（归尾、赤芍、乳香、没药、陈皮、浙贝、防风、枳壳）。

医案

〔例一〕

史某，男，44 岁，门诊号 43731。初诊：1965 年 3 月 5 日。右胸胁被硬物挫伤已近一周，初起时疼痛不明显，工作如常。三四天后疼痛逐渐增剧，胸闷胁胀，呼吸、转侧时板滞不利，牵掣作痛，局部无明显压痛，苔白，脉平。此乃瘀血阻于胸廓，气机壅滞不行，治拟理气行血。

归尾 9 克，赤芍、苏梗、香附、元胡、郁金各 9 克，木香、枳壳、砂仁各 3 克，青皮 6 克。二帖。

二诊：3 月 10 日。进剂后，胸胁疼痛明显减轻，胸闷得舒，胁胀已除，唯转侧时略感牵掣作痛，舌脉如前，原方再服三帖。

三诊：3 月 14 日。诸症已除，唯局部略有疼痛，痛点不移，外贴伤膏，以求痊愈。

按：《内经》曰："气伤痛，形伤肿。""先肿而后痛者，形伤气也。"患者胸壁受挫，形体先伤，初起时肿胀、疼痛不明显者，是因损伤程度较轻，局部瘀血甚微。但有形之血，留滞不去，则无形之气运行受阻，故三四天后，胸中气滞日趋加重，胸痛诸症也就逐渐明显。此病虽属气瘀互阻，但症状以气滞为主。所以初诊时投以理气行血汤。方用香附、木香、青皮疏肝理气止痛，苏梗、砂仁行气宽胸，元胡、郁金行气活血，再以当归、赤芍活血化瘀，全方以理气止痛为主，佐以活血化瘀。法中病机，药症相合，故始服二帖，胸中壅滞之气，已趋消散。二诊时胸痛骤减，胸闷得舒，唯转侧时略感牵掣作痛，是因胸壁筋脉气滞，散而未尽，继以原法再进三剂，以散其气。三诊时筋脉已舒，唯损伤之处，略有疼痛，此为瘀血残留未去，外贴伤膏，活血散瘀，即可痊愈。

〔例二〕

林某，男，51 岁，门诊号 44965。初诊：1964 年 1 月 8 日。四天前从一丈余高处窗口坠落，左胸挫伤，当即局部肿胀，疼痛剧烈，胸胁胀闷，呼吸不畅，咳嗽、转侧时疼痛加剧，前两天曾咳血数次，现痰中时有血丝。检查：左胸第七八肋压痛明显，并可闻及骨擦音。治拟止血行血为先。

参三七 6 克，藕节炭 30 克，陈皮 6 克，茜草、赤芍、丹皮炭、杏仁、浙贝、白茅根各9克。二帖。

二诊：1月10日。前方服后，痰红已除，胸痛依存，尚可闻及骨擦音。治拟理气行血。

归尾、赤芍、香附、元胡、苏梗、郁金各9克，木香、枳壳、砂仁各3克，青皮6克，参三七2.4克。三帖。

三诊：1月14日。胸痛虽减仍剧，胃纳不馨，神疲乏力，原方再进三帖。

四诊：1月28日。诸症迭减，原方服十剂。

五诊：2月1日。诸症已除，治拟八珍汤加肉桂调理以善其后。

按：患者从高处坠落，胸胁受挫，肋骨骨折，则胸部气血俱伤，症见局部肿胀，疼痛剧烈，胸胁胀闷等等，为气血凝滞所致，治疗理应以活血理气。然伤后两天，曾咳血数次，又为内伤肺络，血液外溢之证。因血为气之母，如出血不止，恐有气随血脱之变，治宜止血为先。初诊时投以止血方二剂，用参三七止血行血为主，藕节、茜草、白茅根凉血止血，丹皮炭、赤芍活血化瘀为辅。诸药配伍，则止血而不留瘀，行瘀而又不动血。另以浙贝、杏仁、陈皮化痰降气，宁肺安络，便于损伤之肺络的修复、愈合。

二诊时咳血已止，骨折未续，胸痛胁胀，转为主症，故改用理气止痛汤加参三七，以祛瘀生新，理气止痛。先后连服十余剂，渐至气血流通，断骨接续，诸症皆除。损伤日久，气血必有耗损，后期胃纳不佳，神疲乏力，投以八珍汤大补气血，加肉桂温运脾阳，鼓舞气血生化，促进机体的康复。

〔例三〕

翁某，男，64 岁，门诊号 24469。初诊：1964 年 9 月 15 日。船碰船而跌仆，右胸胁撞于船边上。伤有三天，胸胁疼痛颇剧，胸闷咳嗽痰多，呼吸不畅，经胸透确诊为右第七肋骨中段骨折，治拟活血止痛。

参三七 3 克，研吞。一帖。

二诊：9 月 16 日。胸痛有增无减，咳嗽频数，痰多气逆，呼吸不畅，转侧时可闻及骨擦音。损伤后气血阻滞，肺失清肃下降之令，治拟肃肺化痰。

大力子、杏仁、浙贝、苏子霜、白芥子、旋覆花、郁金、元胡各 9 克，橘红、络各 4.5 克，通草、枳壳各 3 克。二帖。

三诊：9 月 21 日。进剂后咳嗽见减，呼吸亦畅，胸痛仍存，转侧不利，胃纳不馨，脉细滑，苔白，原方继服三帖。

四诊：9 月 21 日。咳痰显减，胸痛未除，气滞血瘀未化，治拟理气行血。

归尾、赤芍、木香、香附、元胡、苏梗、郁金、杏仁各 9 克，枳壳、砂仁各 3 克，小青皮 6 克，陈皮 4.5 克。三帖。

五诊：9 月 24 日。胸痛显减，骨擦音已消失，原方增删共进十七帖，于 10 月 2 日，诸恙已痊而结束治疗。

按：胸胁内伤，凡累及肺脏，症见咳嗽痰多，胸闷气促者，不论伤气、伤血，治疗都应以化痰止咳为先。因咳嗽不止，伤处反复震动则旧瘀虽化，新瘀又生，损伤不易愈合，疼痛更难消除，甚者咳伤肺络，血溢于外，则为咳血咯血等。

本例患者，肋骨骨折，气血凝滞，又兼肺脏受累，先投参三七祛瘀止痛，服后疼痛有增无减，后改用疏气化痰汤加味。以苏子、白芥子、旋覆花、大力子肃肺化痰，杏仁、浙贝、橘红化痰止咳，枳壳、通草、橘络疏气通络，另加元胡、郁金行血活血止痛。进服五剂，咳嗽渐平。再投以理气活血之剂而收功。可见胸胁内伤，如有咳嗽气逆者，止咳化痰，为治疗之关键。

〔例四〕

沈某，男，50岁，门诊号37121。初诊：1965年1月6日。三天前平地跌仆，左胸胁撞伤，局部疼痛如针刺，胸胁胀满不舒，咳嗽、转侧时疼痛尤剧，苔白，脉弦。治拟理气行血。

归尾、赤芍、香附、元胡、苏梗、郁金各9克，木香、枳壳、砂仁、乳香各3克，小青皮6克。三帖。

二诊：1月9日。前药服后，胸痛已减，昨晚思病心切，心情抑郁，晨起胸痛又剧，心烦口苦，寒热往来，胃脘不适，胃纳不佳，苔白薄，舌边尖红，脉弦数。治拟疏肝解郁。

柴胡4.5克，枳实、茯苓各9克，白芍12克，甘草3克，陈皮6克。二帖。

三诊：1月12日。寒热已除，胃纳转佳，唯胸胁患处尚有轻微疼痛，拟理气行血再进。

当归、赤芍、香附、元胡、苏梗、郁金各9克，木香、枳壳、砂仁各3克，青皮、乳香各6克。三帖。

按：《灵枢·邪气脏腑病形》篇曰："有所堕坠，恶血留内，若有所大怒，气上而不下，积于胁下，则伤肝。"本例患者，伤后气血凝滞，初诊治以理气行血，瘀血渐消，疼痛已减。后因情志失调，肝气郁结，以致气血互结，阻于肝经，阳气不伸，肝火内扰，因而胸痛复燃，心烦口苦，寒热往来等。肝藏血，主疏泄，肝郁不解，则气血难以消散，故用四逆散疏肝解郁，加陈皮、茯苓健脾和胃。辨证得宜，用药不多，进服二剂，诸症俱除。唯患处尚有轻微疼痛，再以理气行血，三剂而愈。

（三）腹部内伤

腹腔内涵脏器丰富，且无骨骼外护，故易致损伤。如遇外力作用于腹部，则可致腹内脏腑经络损伤，气机阻滞，瘀血停积，胃气不降，腑气不通。严重者则可引起脏器破裂、穿孔、血管破裂，引起腹腔内大出血。根据所受外力性质、程度等，一般可分为伤气、伤血、气血两伤和脏腑损伤。

腹部遭受踢打、挤压、跌仆外伤后，或骤然用力过猛，使气机阻滞，壅聚络道而致伤气。脾气不升、胃气不降，故临床上常出现腹部胀满、疼痛走窜，深呼吸或呼吸时疼痛加剧，得嗳气或矢气则痛减，纳食不馨，外部可无肿胀及压痛。治疗上以理气为主，佐以祛瘀通络。代表方剂为：

1. 舒筋活血汤（元胡、当归、川芎、桃仁、大黄、大腹皮、青皮、川断、红花、枳壳、木通）

2. 三花汤（代代花、佛手花、玫瑰花、蔻壳、枳壳、砂仁、木香、山楂、谷麦芽）

若腹部受伤后脉络破损，瘀血阻或滞于经隧内外，临床上出现腹部刺痛，痛有定处，腹部筋肌略紧张，局部微肿，拒按，俯仰不得，不思饮食，大便秘结等症状，则为伤血型。治疗以活血祛瘀为主，佐以理气止痛。代表方剂：

膈下逐瘀汤（当归、赤芍、川芎、桃仁、红花、枳壳、甘草、丹皮、香附、元胡、乌药、五灵脂）

如腑气不通可选用：

桃仁承气汤（桃仁、大黄、芒硝、桂枝、甘草）

或六仁三生汤（杏仁、瓜蒌仁、桃仁、柏子仁、郁李仁、麻仁、生枳壳、生香附、生元胡）

临床上往往见到既有伤气型症状，又有伤血型症状的患者，此即气血两伤型，同时可有大便秘结、小便不畅，略烦躁，身热，呃逆呕恶等症状。治疗以活血祛瘀，理气降逆。方剂运用可将膈下逐瘀汤与三花汤合方后随症加减。

腹部外伤后如若见到腹痛持续不缓，腹部筋肌紧张，压痛漫腹，吐血，便血，神昏气短，四肢厥冷，口渴烦躁不安，面色苍白或呈蜡色，脉数无力等，此为脏腑损伤型，症属危笃，应在回阳固脱的同时，立即进行中西医结合急救，否则危在旦夕。

44

（四）海底损伤

海底损伤是指会阴部的损伤。

海底位于人体身躯的最底部，该处筋脉强韧，皮肉丰满，上接膀胱，前有尿道和睾囊，后连肛门，是人体泌尿生殖系统的主要部位，主要作用是承托膀胱，沟通内外和排泄尿液。

由于海底左右有两股相护，一般损伤的机会较少。常见的海底损伤，大多是从高处坠落两腿叉开，海底直接骑跨在硬物上被撞伤，或殴打时被脚踢伤等所致。

暴力作用于海底后所发生的主要病变大多表现为局部经脉、气血的损伤和排尿功能的障碍。

分布于海底的经脉，主要是肝经。《灵枢·本脏》篇说："经脉者，所以行血气而营阴阳，濡筋骨，利关节者也。"说明经脉是气血运行的通道，依靠经脉的运行，气血才能敷布全身，起到"濡筋骨，利关节"的作用。然经脉气血的盛衰，是随所属脏腑气血多少的不同而各有所变的。肝藏血，足厥阴肝经是多血少气之经。肝经布于海底，形成了海底在生理上具有多阴血而少阳气的特点。所以海底一旦损伤，脉络破损，病变主要为伤血。临床上表现为青紫肿胀，疼痛剧烈，因气少散血无力，故青紫往往不易消散。如果阳气随血下降，气血互结，还会发生重垂胀痛。

尿液的排泄，是由膀胱和尿道共同完成的。《素问·灵兰秘典论》说："膀胱者，州都之官，津液藏

45

焉，气化则能出矣。"《素问·阴阳应象大论》说："清阳出上窍，浊阴出下窍。"说明尿液生成后，要经过膀胱的气化才能从尿道排出。海底损伤，常累及膀胱，早期引起膀胱气化不行，尿液潴留而出现少腹胀满等症。后期则耗伤气血，膀胱气化无力，出现排尿困难，淋沥不畅。

尿道上接膀胱，沟通内外，是排尿泄浊之门户。膀胱的排尿作用，最终要通过尿道才能实现。海底尿道的损伤，脉络破损，血离经脉，瘀血阻滞尿道，就会出现小便淋沥，尿道刺痛，血尿鲜红等症。同时，也可导致膀胱尿液潴留，气化功能紊乱之症。

临床表现

根据暴力的大小和海底损伤程度的不同，临床上表现的症状也有轻重之分。轻度的海底损伤，症见会阴部及阴囊肿胀明显，瘀血紫红，重垂胀痛，痛连少腹，步履艰难，小便淋沥不畅，血尿鲜红或夹有血块，尿道涩痛等等。严重的海底损伤，往往伤及尿道深部或膀胱，瘀血阻塞尿道。或尿道破裂，或睾囊破裂、睾丸碎裂等。症见海底肿胀，疼痛剧烈，甚则昏厥，小便隆闭不通，小腹膨胀如鼓，如果出血不止，则可发生休克。

治疗

严重的海底损伤，病情危急，应中西医会诊，急救治疗。一般的海底损伤或严重海底损伤经急救症状缓解后，可按早、后二期辨证施治。

早期，由于损伤后海底瘀血凝滞，尿道阻塞，脉络破损，血液错经妄行所致的局部肿胀疼痛，排尿障碍及血尿为主要症状，所以治疗应活血化瘀，通淋止血为大法。代表方剂：

"海底方"（参三七、桃仁、赤芍、郁金、元胡、川楝子、车前子、海金沙、猪苓、木通）

本方是家传验方之一，专为治海底损伤而设。泌尿系统的损伤，凡是见到小便不利，瘀血凝滞的症状，都可以运用，治疗效果甚为理想。方中用参三七活血止血，一药双功为主；桃仁、赤芍、郁金活血化瘀，散瘀血于内。车前子、海金沙、猪苓、木通通淋，驱瘀血于外，其为辅药；另以金铃子散行气活血而止痛作为佐使。各药配合，使瘀血得化，尿液通利，去者自去则生者自生，用治海底损伤，常常收效甚速。

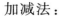47

加减法：

如血尿不止，小便不利，淋沥涩痛颇剧者，加琥珀、甘草梢、石韦、瞿麦、王不留行、萹蓄、牛膝等利瘀通淋药。

如小腹胀满，睾囊重坠胀痛，加青皮、橘核、小茴香、枳壳、荔枝核、乌药等理气散结药。

如瘀血湿浊，积而化热，湿壅热结膀胱，症见身热口渴，心烦不安，伤处灼痛，小便黄赤灼热，舌质红，苔腻，脉数，加生地、知母、黄柏、连翘、丹皮。

如单纯的睾囊损伤，症见睾囊肿大，瘀血紫红，重坠胀痛，不能起立者，治宜活血消肿，理气散结，用睾囊伤方（当归、赤芍、桃仁、红花、元胡、川楝子、青皮、橘核、小茴香、荔枝核、焦山栀）。方中以当归、赤芍、桃仁、红花、元胡活血消肿；川楝子、青皮、橘核等理气散结；山栀清热化瘀，防止瘀血化热。

后期，损伤日久，多易耗气伤血。海底本来就是多血少气之处，伤后正气更易虚损，以致造成气虚无力升血上行消散。症见海底青肿不消，重垂胀痛，四肢乏力，劳累后症状加剧，坐卧尚轻，立行更甚。治宜益气升阳，方剂可用补中益气汤加减（黄芪、白术、陈皮、升麻、柴胡、党参、甘草、当归）。

如伤后血尿已止，尿色如常，膀胱气化无力，前阴开阖失司，症见小腹胀满，小便不利，或尿频尿急，甚则玉茎痛如刀割。宜益气利水，用黄芪甘草汤。

注意事项：

海底损伤早期必须卧床休息，有利于血肿消散，减少疼痛。

忌用过多过量的止血清热之剂，因血得寒则凝，以致更难治愈。

医案

〔例一〕

陶某，男，39岁，门诊号32198。1964年11月19日初诊：二天前不慎从一米高处坠落，跨伤海底，局部肿胀，皮色青紫，疼痛难忍，步履艰难，小溲见红，玉茎涩痛如刺，治宜活血化瘀，通淋止血。

归尾、赤芍、生元胡、川郁金、车前子、猪苓、海金沙各9克，参三七（分吞）、木通、石韦各6克。二帖。

11月21日二诊：进剂后肿痛顿减，步履如常，尿血基本已止，玉茎涩痛仍在，原法加王不留行9克，三剂后诸羔全除。

〔例二〕

某某，男，28岁，门诊号21107。8月21日初诊：上午不慎跌仆，尿道基底部撞于石块上面致脉络损破。局部瘀肿疼痛，活动时疼痛加剧，尿时刺痛，鲜血淋沥，小便不利，拟活血凉血，利水通淋。

当归尾、赤芍、生元胡、海金沙、车前子、石韦、猪苓、泽泻、瞿麦各9克，枳壳3克，生地12克，木通6克。二帖。

8月23日二诊：前方进剂一帖，尿血即止，二帖后刺痛已除，活动如常，唯局部略有肿胀压痛，治拟活血化瘀，利水通淋。归尾、车前子、瞿麦、石韦、海金沙、王不留行各9克，红花、木通各3克，生地12克，桃仁6克。三剂痊愈。

按：海底损伤，症见小便带血，淋沥涩痛者，主要是瘀血为患。治疗以活血化瘀的同时，重用利水通淋，是取效的关键。《素问·至真要大论》提出治病要"谨守病机，各司其属。"《素问·阴阳应象大论》说："其下者，引而竭之。"说明掌握病机，对治疗疾病，有重要指导意义。如果疾病有向下的趋势，就应采用通利的方法来治疗。尿道是小便通利之门户，其性以降为顺，以通为用。全身污秽积液，多数是通过尿道排泄的。海底伤后，瘀血积于尿道，也只有顺其通降之势，采用利水通淋之法，借助小便的冲刷，才能排出体外。

以上二例患者，海底伤后，脉络破损，瘀血凝滞，尿道阻塞，小便不利，故出现瘀肿疼痛，小便见血，玉茎刺痛等症。治以海底方加减，用当归、赤芍、参三七等活血化瘀，元胡、枳壳理气止痛，尤以木通、车前子、海金沙等大量利水通淋之药相配，目的在于通利水道使瘀血随小便而去，治疗切合病机，因势利导，故始服二剂，血尿即除，痛随利减，再服数剂，病去如旧，而告痊愈。

〔例三〕

韩某，男，64 岁，布政公社蒋家大队。1963 年 10 月 23 日初诊：今晨从楼上踏空分腿坠落，会阴部挫抵硬物，而伤及海底、会阴、睾囊瘀肿紫黑，剧痛难忍，小便不利，玉茎刺痛，血尿伴有血块，治拟活血消肿，通淋止血。

参三七（分吞）、木通、猪苓、石韦，海金沙、生枳壳各 6 克，赤芍、当归尾、车前子、地蔽蓄各 9 克。一帖。

10 月 24 日二诊：进剂后疼痛瘀肿略瘥，尿血已淡，血块亦除，原方加瞿麦 9 克，再进一帖。

10 月 25 日三诊：血尿已除，玉茎刺痛亦减。唯会阴、睾囊瘀紫肿胀仍存，拟活血消肿为主。

赤芍、王不留行、车前子、猪苓、瞿麦各 9 克，桃仁、泽兰、木通、石韦各 6 克，参三七 3 克（分吞）。四帖。

10 月 29 日四诊：小便通利如常，会阴部痛已解，唯睾囊仍有瘀肿，皮色转青，重垂胀痛，精神疲倦，四肢乏力，站立时上有头昏，下感重垂加甚，脉细弦无力，治拟益气升阳，散结消胀。

黄芪、焦白术、甘草、当归、川牛膝、橘核各 9 克，陈皮、小青皮各 6 克，升麻、柴胡、小茴香各 3 克。六帖。

11 月 24 日五诊：上剂服后，睾囊肿胀渐消，诸恙基本痊愈，已开始参加劳动。近因劳累，前症复燃，小溲点滴不畅，伴有刺痛感，神疲乏力，脉细无力，先拟活血通淋：归尾、赤芍、石韦、车前子、海金沙、猪苓、萹蓄、瞿麦各 9 克，木通 6 克。二帖。

11 月 26 日六诊：进剂后诸症已减，拟益气利水，以善其后。

生黄芪 120 克，生甘草 24 克。二帖。

按：气虚之人，海底伤后，攻利不可太过，要注意病减后，立即补气扶正，才能获效。本例患者，年过六旬，元气已亏。初诊时海底、睾囊瘀肿紫黑，玉茎刺痛，血尿挟块，伤势较重。遵照"急则治其标"的原则，先投海底方活血化瘀，通淋止血。四诊时疼痛已减，瘀肿渐退，小便亦已通利，自觉神疲乏力，脉细无力，说明病势得减，虚象已露。睾囊瘀肿不消，重垂胀痛，是因气血下陷，升提无力，不能散血所致。故改投补中益气汤益气升阳，加小茴香、橘核等配合当归活血理气散结消肿，进服六剂，气复瘀散，病告痊愈。

一月后又因劳累过度，前症复燃，症见小溲不畅，玉茎刺痛、神疲乏力，此为下焦气虚，运血无力，瘀血阻滞尿道所致。王清任说："元气既虚，必不能达于血管，血管无气，必停留而瘀。"故治宜补气，因其痛甚急，先投海底方去其标，后用黄芪甘草汤大补下焦之元气以治其本，先后进服四剂而愈。

〔例四〕

陆某，男，61岁，阵婆渡后三小队。1964年8月6日初诊：昨日撞骑硬物，伤及海底，患处及睾囊瘀肿疼痛，小便点滴不利，尿时涩痛，血尿鲜红，今晨起伤处灼痛，全身发热，心烦口苦，小便灼热，玉茎刺痛，舌红苔黄腻，脉数无力，治拟化瘀通淋，清热解毒。

红花、小茴香各3克，木通、石韦、瞿麦、甘草梢、生元胡、桃仁各6克，车前子、川牛膝、连翘、赤芍各9克。一帖。

8月7日二诊：进剂后小便清长，血尿亦淡。身热、涩痛已减，患处瘀肿未消，疼痛仍存，治宗原法：赤芍、车前子各9克，元胡、桃仁、木通、石韦、瞿麦、海金沙各6克，红花3克，灯心1束。二帖。

8月9日三诊：身热已退，小便淡红未除，玉茎涩痛，阴囊重胀欲垂，口渴舌红，脉细稍数，热毒虽解，血瘀未消，治拟凉血止血，化瘀通淋：

赤芍、木通、车前子、瞿麦、海金沙各9克，石韦、王不留行、地扁蓄各6克，参三七3克（分吞），生地15克。一帖。

8月10日四诊：肿痛已减，睾囊垂胀未除，尿血如前，治守前法：

赤芍、车前子、海金沙各9克，木通、石韦、瞿麦、王不留行、地扁蓄各6克，小生地15克。一帖。

8月13日五诊：昨日下午，因劳累血尿又增，便出半碗，拟凉血止血，利水通淋：

参三七（分吞）、西琥珀（分吞）各3克，赤芍、瞿麦各6克，木通、车前子、石韦各9克，生地12克。二帖。

8月16日六诊：进剂后血尿全止，小溲清长，睾囊重垂未见减轻，全身乏力，面色㿠白，脉弱无力，拟益气升阳：

焦冬术、党参、当归各9克，陈皮、升麻、柴胡、甘草各3克，生黄芪12克。三帖。

8月19日七诊：重垂疼痛显减，余症俱除，原方继服三帖而获全功。

按：患者伤后二天，初诊时身热，心烦，小便发热，海底灼痛，苔黄，脉数，可知瘀血秽浊，郁而化热。若不及时清利，则热毒熏蒸，日久易化脓溃烂，治不可及，急宜清热解毒。前人云："扬汤止沸，不若釜底抽薪"，故以化瘀通淋之剂中，加入连翘、甘草梢清热解毒，并借牛膝下行通利之力，导热下行，使瘀血、热毒随小便而解。三诊时身热已退，血尿仍存，舌红口渴，脉细数，为血分有热，血热妄行，去活血之品，加参三七、生地、赤芍以凉血止血，以后加减出入数剂血尿全止，因年老气虚，伤后反复攻利，更耗伤元气，而睾囊重坠，久不见减，故投补中益气汤，而获全功。

〔例五〕

严某，男，31 岁，门诊号 42049。跌仆、分腿着地，会阴部触及硬物而致伤，睾囊瘀肿疼痛，步履牵及睾丸而掣痛，已有十天，二便如常，拟活血化瘀，理气散结。

参三七（分吞）、枳实各 6 克，归尾、赤芍、橘核、小青皮、桃仁、荔枝核、郁金、生元胡、车前子各 9 克，小茴香、木香各 3 克。四剂而愈。

〔例六〕

朱某，男，34 岁，门诊号 15792。输精管结扎已有四十余天，睾囊胀痛不适，痛连下肢，拟理气散结，活血止痛。

小青皮、荔枝核、橘核、小茴香、川楝子、生元胡、赤芍各 9 克，木香 3 克，郁金 6 克。二剂而愈。

按：以上二例，均为单纯的睾囊损伤，症见睾囊瘀肿，胀痛不适，皆由伤后气瘀互结所致。治宜活血化瘀，理气散结。然因暴力性质不同，所以伤也各有所偏，前者偏于伤血，后者偏于伤气，故投睾囊伤方时，前者加参三七以加重活血祛瘀之力，并佐以车前子利水消肿，后者减少活血药，以理气散结为主。

（五）肾挫伤

肾挫伤是指肾脏实质的损伤，肾脏位于腰部，左右各一。引起肾挫伤的原因，大都由于腰部或腰胁部受到暴力直接打击所致。在临床上，肾挫伤最主要、最明显的症状是血尿和腰痛。后期常遗留腰部疼痛、小便不利、浮肿等症。

尿液的生成与排泄与肾密切有关，《素问·至真要大论》说："肾者主水。"说明肾在调节水液代谢方面，起着重要作用。在正常情况下，水液通过胃的受纳，脾的运化，肺的敷布及三焦的通调，下达膀胱，化为尿液，再由膀胱的气化，排出体外。在这个过程中，肾主水的作用是贯彻始终的。依靠肾的气化，才能使水之清者上升，运行于脏腑，水之浊者下降，排出体外。膀胱的气化也要肾气的推动才能进行。肾脏一旦受到损伤，则瘀血凝滞，血不循经。肾脏气化失常，于是发生血尿，小便不利。后期因肾气耗伤，主水无力，水溢皮肤，发生浮肿等症。

腰和肾的关系十分密切。肾脏位于腰部，《素问·脉要精微论》说："腰者肾之府"。说明腰具有闭藏和保护肾的作用，腰部受到较大暴力的打击，腰肌失去保护作用，可以导致肾脏的损伤，出现血尿，小便不利等症。同样，肾脏的病变，也常引起腰部疼痛，腰酸无力等症。在肾挫伤早期，腰部疼痛，主要是腰部气血凝滞所致。后期，则常因肾虚不能充腰而出现腰部酸楚、胀痛。

临床表现及治疗

肾挫伤的临床表现可分为早期和后期二个阶段。

早期由于暴力挫击，腰及肾脏脉络受损，血不循经，瘀血凝滞，肾主水的功能紊乱而出现腰部伤处疼痛、肿胀，压痛明显，腰部向病侧倾斜，肾区叩击痛阳性，小便带血或有镜下血尿，甚者挟有血块伴尿频急，小腹胀痛。损伤严重者，可见血尿鲜红，点滴不畅，腰痛如刺，不能动弹，或小便不通，或大便秘结，小腹胀痛等。治疗宜化瘀止血，利水通淋。方用二一散（西琥珀 6 克、参三七 3 克）。如小便不利，血尿鲜红，可与海底方加删合用。

如瘀血内留，大便秘结，小腹胀痛不适者，应先通大便，再治肾挫伤。方用六仁三生汤（桃仁、杏仁、柏子仁、瓜蒌仁、火麻仁、郁李仁、生元胡、生香附、生枳实）。形体壮实者，可攻下逐瘀，用更衣丸 9 克（吞），或生军 6～12 克，元明粉 6～9 克煎服。

后期损伤日久，耗伤肾气，肾虚不能主水、充腰，出现腰部疼痛，直腰无力，小便不利，甚则肢体浮肿等，治宜补肾壮腰。如偏于肾阴虚，症见潮热，盗汗，骨蒸劳热，舌红，脉细数，用六味地黄丸加味。如偏于阳虚，肢体不温，小便频数，面色㿠白，舌淡脉迟等，用金匮肾气丸加减。

医案

〔例一〕

邬某，男，44岁，门诊号41416。1964年8月4日初诊：昨日汽油桶爆炸，碎片飞击腰部，挫伤肾脏，血尿鲜红，小便不利，解便时小腹疼痛颇剧，腰部少腹胀痛难以转侧步履。治以止痛利尿，活血为先。

参三七（分吞）、西琥珀（分冲）各3克，赤芍、车前子、猪苓、泽泻、王不留各9克，木通、瞿麦、石韦各6克。一帖。

8月5日二诊：进剂后四五小肘，小便自利，疼痛亦减，小腹胀痛见瘥，血尿亦止，腰痛酸胀仍存。拟活血化瘀，补肾壮腰。

大生地、茯苓、泽泻、当归、杜仲、赤白芍、川断、补骨脂、郁金各9克，丹皮6克。五帖。

8月10日三诊：诸恙均减，可以参加轻便劳动，唯下蹲时腰部尚感疼痛，原方再进三帖而愈。

按：患者伤后，小便不利，血尿鲜红，为肾脏挫伤，气化失常，脉络损伤，离经之血流于尿中所致。瘀血内留，若不及时通利，则阻塞尿道，变证多端。故用参三七、琥珀、留行子、赤芍化瘀止血，车前子、木通、泽泻、石韦等利水通淋，让瘀血从小便而解。

二诊时血尿已止，小便自利，唯见腰酸且痛。故投活血化瘀，补肾壮腰之剂，即散其未尽之瘀，又补其渐耗之虚，攻补兼施，缓图取效。

〔例二〕

俞某，男，13岁，门诊号37840。1965年1月13日初诊：六日前腰部被石块击伤，顿即疼痛颇剧，小便带血，点滴不利，小腹胀痛不适。曾在当地卫生所诊治，上述症状未见减轻，大便三日未解，日晡发热。检查腰部有瘀肿，压之疼痛，苔厚，脉洪大。先拟润肠通便：

瓜蒌仁、郁李仁、杏仁、柏子仁、火麻仁、桃仁、生香附、生枳实、生元胡各9克。一帖。

1月14日二诊：进剂后大便已通，小腹胀痛已除，尿血亦止，精神转佳，腰痛瘀肿未退，治拟理气行血：

当归、赤芍、香附、元胡、砂仁、郁金各9克，木香、枳壳各3克，青皮、苏梗各6克。二帖。

1月16日三诊：诸恙日益减轻，腹胀已消，小溲清长，原方继服五剂，结束治疗。

按：《素问·标本病传论》说："大小不利治其标。"《素问·缪刺论》说："有所堕坠，恶血留内，腹中满胀，不得前后，先饮利药。"本例患者肾脏伤后小便带血，腰部瘀肿，前医曾投化瘀止血通淋之剂，诸症未见减轻。来诊时小便带血，大便三日未解，小腹胀痛，日晡发热，苔厚，脉洪大。说明肠有燥屎，瘀热互结，迫血妄行所致。急则治其标，故先投六仁三生汤润肠通便，破气导滞，使瘀热、燥屎从大便而解。二诊时，诸症俱除，唯腰部瘀肿未消，故改理气活血之剂，数剂而获痊愈。

二、伤　筋

概说

筋是筋络、筋膜、筋腱以及软骨的总称。相当于现代医学中的肌肉、肌腱、筋膜、韧带、关节囊、滑膜囊、神经、血管以及软骨等软组织。

《内经》说："十二经筋，与十二经脉，俱禀三阴三阳于手足，故分为十二。"但十二经脉运行血气，内营五脏六腑，外营头身四肢。十二经筋多起于四肢爪甲之间，终于头面，内行胸腹部中，不入五脏六腑。脉有经脉络脉，筋有大筋、小筋、筋膜、筋络。十二经筋起处与十二经脉流注并起于四末，然所起处有同有别。筋有十二经筋，分为大筋、小筋、筋膜、筋络，起于四肢爪甲之间，终于头面，行之于全身各处，但不入五脏六腑，会聚于关节，即所谓"诸筋者，皆属于节"。筋，刚劲坚韧，能约束骨骼，连缀形体，随神而用，能主一身之运动。全身关节活动自如，刚劲有力，主要是筋的作用。

伤筋可由以下几种形式引起：

（1）跌仆：行动不慎跌倒而致伤。

（2）坠堕：由高处跌下而致伤。

（3）碰撞：硬物碰击而致伤。

（4）闪挫：由于躲闪而筋受挫。

（5）扭捩：关节活动超过正常的范围而致伤。

（6）压轧：由重物下压及车轮辗轧而致伤。

（7）负重：扛抬超过负重能力的重物或扛抬时姿势不正，用力不匀而致伤。

（8）慢性劳损多因长年累月姿势不正确的操作所引起。

由于以上外因的作用，使筋受到挫击、扭转、牵拉或过度伸展而致筋络、筋膜、筋腱以及软骨受到损伤，严重者可有肌纤维或韧带的撕裂。

筋和骨的关系甚为密切，两骨之间必有筋的连系才能形成关节。《素问》说："诸筋者，皆属于节。"王冰注曰："筋气之坚结者，皆络于骨节之间也。"凡损伤，筋都首当其冲的。由于筋附着于骨的表面，会终于节，所以外伤、骨折、脱位，筋必首先受伤。而严重的牵拉亦可因筋的附着关系而致骨折和脱位。扭挫伤时，骨未受损而筋必受伤。伤重则引起骨折、骨损、脱位。筋骨之间每多影响，损骨必伤其筋，伤筋多能及骨，特别是脱位，多由关节周围的筋膜破损所致。据此，陆师认为伤筋在骨伤科中发病率最高，一切外伤都可致伤筋，因此，病变和体征亦较为复杂，治伤筋是伤科的重要部分。

辨证

1. 局部症状

（1）瘀肿：损伤后脉络损破，血离经脉积于皮肤肌肉之间，谓之瘀血停积。血为有形之体，积于体内故局部肿胀，局部色泽多显青紫色。

（2）疼痛：病因有二。其一，气血损伤，血瘀气滞，不通则痛；其二，筋及周围神经损伤，而致疼痛。疼痛的性质，可有刺痛、胀痛、麻痛、酸痛、拘挛作痛，有的局部疼痛，有的可放射至其他部位疼痛。

（3）功能障碍：原因由于局部肿胀、疼痛，影响正常功能。筋及软骨断裂及筋的位移和病变，失去刚劲之力，难以约束骨骼进行正常功能活动，所谓"其病在筋，屈伸不能"。

2. 筋病症状

辨别筋病症状，全用手法，用手指细心触摸伤处，古人有"手摸心会"之说，就是通过对伤处认真、细心触摸，心会辨别筋的位移和病变情况，而且可分出伤筋的早中期。

（1）早中期

筋断：是指筋腱、韧带的断裂。细心触摸患处有中断之感，压痛尖锐。

筋急：筋受外力刺激后而痉挛拘急，手摸之可体会到状如绳索，但粗细不匀，部位不长，压痛明显。

筋粗：指筋受伤后充血水肿，肿胀变粗，以手摸之状如索，粗长成条，粗细均匀，质硬中等，压痛敏感。

筋位变：指外力作用后使筋的位置改变，如筋转、筋歪、筋走、筋翻，亦可称筋离槽、筋走样。以手摸之可感到筋偏斜，筋状异常，压之疼痛。以上筋的病变都表现在早期。

（2）后期

筋结：指筋损伤后变硬如结，以手摸之体会到有的如核，呈圆核状，按之有明显隆起，稍可滚动，小者如豆，大者如核，压之酸痛。有的如珠，形状细小如珠，压之如串珠成线，亦有成片并有胀痛感。

筋弛：《灵枢》说："筋为刚。"筋弛指筋损伤后失去了刚劲，弹力消失，手摸之柔软乏劲。

筋萎：病机同筋弛，但程度更为严重。筋及周围组织的萎缩，手摸之，局部组织为空虚感，筋变细，绵绵无力。一般都发生在筋断裂，或严重损伤的后期，亦可发生在损伤后复受外邪侵入，长期不愈，而致萎症。

筋痹：伤筋后而致局部气血失和，气血凝滞。筋位移或病变，易感受风寒湿，蕴入筋络，留滞于损伤之筋络处而致痹症。其主要症状为局部酸痛，拘挛作痛，遇天阴雨寒冷症状即发或加重。其程度有轻有重，轻者仍以伤筋为主要矛盾，而重者痹症转为主要矛盾，在治法上亦需随症应变。

治法

祖国医学对伤筋治法丰富多彩，包括手法、针灸、拔火罐、外用药、内服药、练功等综合疗法。陆师治疗伤筋采用四法综合应用：手法，针灸，外用药，内服药。此外鼓励病人加强功能锻炼。

1. 手法

手法是诊病的方法之一，亦是治病的一种手段。伤科是很重视手法的。《医宗金鉴·卷八十七》中说："夫手法者，谓以两手安置所伤之筋骨，使仍复于旧也。但伤有重轻，而手法各有所宜，其痊可之迟速，及遗留残疾与否，皆关乎手法之所施得宜，或失其宜，或未尽其法也。盖一身之骨体，既非一致，而十二经筋之罗列序属，又各不同，故必素知其体相，识其部位，一旦临证，机触于外，巧生于内，手随心转，法从手出，或拽之离而复合，或推之就而复位，或正其斜，或完其阙，则骨之截断、碎断、斜断，筋之弛、纵、卷、挛、翻、转、离、合，虽在肉里，以手扪之，自悉其情，法之所施，使患者不知其苦，方称为手法也。"我们对伤筋的诊治也较重视手法，特别在辨证上，通过手法以了解伤筋的程度，亦用在治疗上，我们以轻手法为主，常用手法为推拿按摩，特别是按摩。

64

我们偏重阿是穴按摩。

（1）按摩法：用单手的手掌或指腹放置患处轻轻地慢慢地作来回直线形或圆形的抚摩动作，有消瘀退肿，镇静止痛的功用，且能缓解肌肉疼痛及其紧张状态。适用于伤筋早中期，筋急、筋位移局部肿痛，手法动作要轻柔灵活。

（2）揉拨法：用手指或手掌在皮肤上作轻轻回旋揉动的一种手法。揉动的手指或手掌不移开接触的皮肤，仅使该处的皮下组织随手指或手掌的揉动而滑动，也可以拇指稍用力与肌纤维纵轴相交的横向揉动，起到拨动筋络的作用，所以又称为拨络法。本法有疏通经络，缓解痉挛，松解粘连的作用。一般适用于伤筋中后期，局部气血凝滞不散，筋拘挛变硬，局部疼痛，功能不利者。

（3）拿捏法：用拇指与其他各指作相对地用力，以挤捏肌肉韧带等组织的一种手法。即将肌肉拿捏提起来，然后迅速放开，对患部肌腱有弹筋作用，称为弹筋拨络法。能较长的刺激肌肉、肌腱、神经，有助于缓解肌肉痉挛、挛缩，改善气血流通，促进肌肉之张力恢复，用于伤筋中后期。

（4）点穴按摩法：根据经络循行路线，选择适当的穴位，用手指在经穴上点按揉摩，亦可拨动筋腱，能疏畅经络和气血的阻滞，有止痛的作用。

（5）撳挤法：用双手大拇指撳压患处，其余四指固定肢体，用双拇指先按摩患处，然后用力猛挤患部，以达到挤破囊膜，挤出囊液的目的。

2. 针灸

陆师的针灸，非同一般。针的材料系纯银特制而成，其粗细相当于通常针灸针的 5～10 倍，针尖较钝。

适应证：一切伤筋的中后期。

作用：一般的作用同针灸外，并有剥离局部软组织的粘连的作用。

3. 外用药

（1）四黄批药（方另附）

功用：活血祛瘀退肿，凉血清热解毒。

适应证：一切损伤所致的局部肿痛、红热。一般用于损伤早期。创伤出血者忌用。

（2）陆氏生肌散（方另附）

功用：解毒生肌，收敛止痒。

适应证：一切创伤出血及外伤后用批药引起的湿疹。

（3）陆氏万应膏（配方制作附后）

功用：活血祛瘀，温经通络，搜风祛湿，舒筋止痛。

适应证：主治一切损伤的中后期，局部肿痛，及风湿痹症。

（4）熏洗方（方见后）

功用：活血祛风，温经通络，利关节。

适应证：四肢伤筋的中后期，筋络挛缩、强直，酸痛不止。

4. 内治法

内治在伤筋的治疗中是重要的治法之一。

在治疗伤筋中根据病情的轻重、久暂、虚实分别以活血祛瘀、舒筋通络，活血祛风治未病，补气益血、健筋活络，滋肾益肝、养筋通络等四种方法辨证应用。

（1）活血祛瘀、舒筋通络法：此法用于伤筋早期。一切损伤必使血脉受伤，血离经隧，壅塞于经道，血瘀则气滞，而致气血凝滞，肿痛并见。方用破血四物汤加味，是一切伤筋早期常用之方。

（2）活血祛风、治未病：上方用 10 天后即用此法，方用当归四物汤加味。瘀不祛则新不生，经过破血四物汤加味治疗，瘀血已祛应需活血养血（生新）。此时应注意治未病，未病即为"陈伤"。所谓"陈伤"

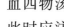
66

其原因有三：①瘀血祛而未尽以致宿伤。②风寒湿乘损伤之虚而入，蕴入经络，阻塞经隧，每遇天阴雨而症状即发或加重，临床上甚为多见。③伤筋动骨必耗伤气血肝肾，而致气血肝肾亏损，反过来影响养筋健骨，每逢劳累症状即发。以上情况均称为"陈伤"。在治疗上继活血祛瘀之后，即用活血养血祛风以治未病（陈伤），方用当归四物汤（养血四物汤）加五加皮、秦艽、牛膝、桂枝、桑寄生等。用四物加红花活血养血外，加五加皮、秦艽、川牛膝等，虽无风湿之症先投祛风湿之物以防风寒湿乘虚而入，蕴入经络，阻塞关节，以防未病。

（3）补气养血，健筋活络法：此法用于伤筋的中后期：《素问·生气通天论》说："阳气者，精则养神，柔则养筋。"清·张琦《素问释义》说："气化液，液化血，故神以之养，筋以之柔。"筋是刚劲（有力）和柔和，而络缀骨节皮肉使全身有劲，屈伸活动自如。筋要保持劲和柔，全赖气血的温煦和滋养。气血丰盛则筋络劲强、骨利，气血虚衰则筋络拘挛萎弱。我们治疗伤筋十分注意补养气血，男性重于补气，女性重于养血，常用方剂有八珍汤、补中益气汤、当归养血汤，加秦艽、五加皮、红花等。

（4）补肝益肾，养筋通络法：《素问·经脉别论》说："食气入胃，散精于肝，淫气于筋。"又说："肝者……其充在筋，以生血气。"明·吴昆注："肝主筋，筋主运动……其充养在筋也。""在体为筋，在藏为肝。"筋骨是肝肾的外合，筋为肝精所养。《内经》说：

67

"三八肾气平均，筋骨劲强……四八筋骨隆盛，肌肉满壮；五八肾气衰，发坠齿槁。"年轻及肝肾气盛的人筋骨盛长，故筋骨伤病易于修复。年老及肝肾气衰的人，筋骨衰弱，故筋骨伤病修复迟缓。筋骨伤病之后，耗损肝肾，筋骨伤病与肝肾、气血关系尤为密切。所以伤筋的中后期，补益肝肾十分重要，定能促进筋骨的修复。我们在伤筋的后期很注重补气益肝，在临床上根据病人之气血、肝肾盛衰情况，分别以补养气血为主，辅以调补肝肾，或以补肝肾为主，辅以补养气血，或肝肾、气血并补。要审因论治，不可拘泥，常用方剂：陆氏补肾方、左归丸、右归丸。

（一）肩部伤筋

　　肩部在日常生产劳动中是人体活动范围最大的部位，因此外伤、劳损及感受外邪的机会很多。一旦损伤和受邪，就会产生肩部疼痛，活动发生障碍，活动时疼痛加剧。若不及时治疗或治疗不当而致关节粘连、疼痛不除，影响日常生活和工作。陆氏对肩部伤筋的诊治，根据病因和病症分为三型。

　　急性外伤型：凡是急性外力所致的肩部损伤，经脉损破，气血阻滞，肿痛并见，活动障碍，治宜活血祛瘀止痛，方用归尾四物汤加味（归尾、赤芍、生地、川芎、桃仁、红花、泽兰、紫丹参、川断、地龙、陈皮、元胡）。

　　劳损复感风寒型：慢性劳损在先，复感风寒湿外邪侵袭，以致气血不和，络道阻滞，外邪蕴入经络。宋《三因方》曰："三气侵入经络。""在骨则重而不举，在脉则血凝不流，在筋则屈而不伸，在肉则不仁，在皮则寒，逢寒则急。"此型主要症状为肩臂酸痛，遇天阴雨之变疼痛加剧，风为阳邪，善行数变，故邪入侵，初起表现为时痛时止，痛无定处。风常与寒合，阻于经脉则脉络不通而拘急，昼为阳，夜为阴，寒为阴邪，故疼痛入夜尤甚，有时寐中痛醒，湿胜则肩部酸痛，重滞不伸，肩关节活动受限。治宜祛风通络逐痹，方用陆氏祖传验方，川羌活汤（川羌活、秦艽、五加皮、宣木瓜、海风藤、川断、细辛、防风）。

肝血虚、筋脉失养型：《素问·经脉别论》说："食气入胃，散精于肝，淫气于筋"。《素问·五脏生成篇》说："故人卧，血归于肝"，人动则血运于诸经。说明肝藏血，并调节血运滋养全身形体。谓之"气之煦煦，血之濡濡"。肝血充盈，筋肌劲强，肝血不足则筋失所养，不荣则痛。此型病人往往是中年以后，五十之人，年岁渐偶，肩臂犹如树木之桠枝，因衰老而渐枯萎，除气血虚损，常且肝肾不足，阴液亏损，筋肌失养，粘结不宣而致病。除局部疼痛，并肩臂拘挛，活动受限，时有麻木，遇劳症状加重。治宜补血益气养肝壮筋，方用八珍汤加甘杞子、补骨脂、陈萸肉、川断等调补肝肾之品。

《灵枢·百病始生》篇中说："风雨寒热不得虚，邪不能独伤人。卒然逢疾风暴雨而不病者，盖无虚，故邪不能独伤人。此必因虚邪之风，与其身形，两虚相得，乃客其形"。说明正气虚衰，易感外邪。因此在

69

治疗上往往养血祛风同用。方用八珍汤加秦艽、五加皮、细辛、桑寄生等。

医案

周某，女，65岁，退休工人。初诊：1966年7月3日。素体较弱，近二月来右肩关节酸痛，日轻夜重，入夜后局部似针刺痛，每于后半夜痛醒，症状日益加重，遇疲劳和天阴雨酸痛尤甚，肩关节外旋、外展、后伸动作均受限，上举90°，影响梳头、穿脱衣服等日常生活，经中西药治疗疗效不著，苔白，脉细弱。治拟补养气血，濡养筋络。

1. 方药　生黄芪、生地各30克，当归、杭白芍、炒党参、制首乌各15克，炒冬术9克，川芎、秦艽各6克，川桂枝、炙草各5克，红花3克。五剂。

2. 理筋手法（隔日一次）。

3. 嘱其加强功能锻炼。

二诊：7月11日

进剂后精神转振，入夜刺痛缓解，夜寐较前安宁，但肩部酸痛，肩关节功能较前有所好转，效不变法，循原法增删：

生黄芪30克，当归、杭白芍、制首乌、生地、西党参各15克，炒冬术9克，川芎、秦艽、细辛各5克，炙草5克。五剂。

三诊：7月17日

诸恙显减，入夜刺痛基本消除，手臂上举已达120°，外旋外展功能亦有恢复。唯右肩部酸痛未除，此为风寒蕴于经络留滞未散，治拟益气补肝，通络逐痹为主：

生黄芪、鸡血藤各 15 克，甘杞子、川断各 12 克，炒牛蒡子、白蒺藜、钻地风、五加皮、海风藤各 10 克，细辛、防风、秦艽各 5 克。五剂。

四诊：7 月 23 日

肩部酸痛渐除，精神已佳，夜寐亦安，唯肩关节功能未全复，治拟养血祛风以巩固疗效。

八珍汤加秦艽 6 克、五加皮 10 克、红花 3 克、细辛 5 克。五剂。

嘱继续加强功能锻炼。

按：肢体的运动，虽赖于筋骨，但筋骨离不开气血的温煦，即谓"气主煦之，血主濡之"。气血充足，筋骨功能才能正常。"肝主筋"，"肾主骨"，筋骨又是肝肾的外合。肝血充盈则筋得所养，骨髓充足则骨骼劲强，肝肾精气盛衰关系到筋骨功能强弱。本例年过八八，素体衰弱，肩部疼痛如刺，日轻夜重，关节活动受限，脉细软，脉证相参，其本是肝肾、气血俱衰，其标是风寒湿痹阻于经络。病证复杂，若只祛其风湿，恐更伤其气血，肩痛必然加剧。细细分析病证，标本相比又以本虚较甚，因而先以大补气血的八珍汤主治其本，秦艽、桂枝祛风湿通络顾其标。投药十剂，气血得复，精神转振。但肩部酸痛不除，故转以通络逐痹为主，益气养血为辅，以钻地风、五加皮、海风藤、秦艽祛其风湿，细辛、防风散寒止痛，白蒺藜祛外风平内风，有一药双功之妙。黄芪、鸡血藤益气养血通络，杞子补益肝肾。结尾仍以补养气血，温经逐痹，八珍汤加祛风通络之品而收全功。前后四诊，根据病情缓急，分作三期，贯串"扶正不碍邪，祛邪不伤正"原则，值得玩味。

（二）踝部伤筋

踝部伤筋在伤科临床上较为多见，多由于从高处坠下，下楼梯踏空，或在高低不平道路上行走，不慎扭蹩伤。受伤后立即出现局部肿胀疼痛，之后出现瘀斑，伤部压痛，踝关节活动受限，活动后疼痛加剧，影响行走。脉者血之府，血行脉中，贯于肉理，环周一身。若因伤折内动经络，血行之道不得宣通，瘀积不散，则为肿为痛。损伤后，由于瘀血积滞而致肿痛，经活血化瘀止痛药物内外配合治疗，适当休息，肿痛即可消退而痊愈。但有为数不少的病人，踝折伤后肿胀疼痛长期不退，早上下地活动时肿起，午后肿甚，夜间卧床后渐渐消退，伴有疼痛重滞，常常反复发作，经久不愈。陆师认为，踝部为人体之下极，血运不畅，积瘀难消，血不利则为水，离经之血和水湿相化留滞皮下，肌腠之间，形成肿胀。《血证论》说："瘀血化水，亦发水肿，是血病兼水也。"所以肿的特点，皮肤发亮，按之凹陷。《内经》云："诸湿肿满皆属于脾。"中阳不足，阳化水湿无能，肿胀长期不退，故陆师治拟补气温阳，健脾利水，脾气健运，则气血运行推动有力，增强血运周流，水湿得化，伤肿自退。方用补中益气汤加川草薢、川桂枝、艾叶、防己、生米仁、丝瓜络，如寒甚可加淡附片、炙麻黄。此法亦可用于膝部外伤性关节积液、肿痛。同时配合熏洗方熏洗患肢。

病例介绍：

王某，女，24 岁，农民。初诊：1965 年 4 月 12 日从一丈高处跳下，左踝关节扭蹩伤已五月，踝部肿痛不除，午后肿胀加剧，晚上休息后肿胀减退，压之凹陷，疼痛重滞，X 光摄片未见骨质病变。经中西医多方治疗，肿痛不退，脉细涩，苔白。治拟补气温阳，健脾利湿。

生黄芪 30 克，西党参、生米仁各 15 克，柴胡、升麻、川萆薢、炒白术、当归各 9 克，艾叶、陈皮、甘草各 6 克。七剂。

二诊：1965 年 4 月 20 日

进剂后踝部肿痛有所减轻，但午后或久行后肿胀尚明显，治循原法。原方去川桂枝、柴胡，加川椒目、细辛各 3 克。七剂。

三诊：1965 年 4 月 28 日

踝部肿胀明显减轻，重滞已除，原方连服十四剂，熏洗每日一次。治疗一个月，踝部肿痛已除，功能全复，结束治疗。

按：踝部为人体之下极，损伤后血运不畅，积瘀难消。血不利则为水，水属阴邪，其性下趋，泛溢滞留皮下、肌腠之间。损伤日久，脾肾阳虚，阳化水湿无能，故肿胀不退，因此治疗以升补、温化、通利为原则。方用补中益气汤以补中益气、健脾升阳，加桂枝、川椒目、艾叶温化之品，加强温养脾肾、扶阳化阴之力，推动血运周流。米仁、川萆薢，防己分清化浊、渗利水湿。诸药协同，应升得升，应化则化，应利得利，肿胀自消。

三、腰　　痛

腰痛是临床上常见之病症。腰为肾之府，带脉横贯腰部，又为足太阳膀胱经及督脉之枢纽。凡闪挫跌仆、外感及内伤等原因均可引起腰痛。陆氏诊治的病人多数为损伤性腰痛，也有属于外感性腰痛和虚损性腰痛的。

（一）损伤腰痛

损伤腰痛，有伤气、伤血、伤筋、损骨之分。在劳动操作之间，腰部用力过猛或失当，或姿势不正，卒然进闪，也有卧倒和起床屈伸动作不相协调而闪伤。因致病快速，所以名之为"闪伤"，形容其势如闪电般迅捷，亦称"闪腰"和"闪气"。这种腰痛一般以伤气为主。其症状重者：顿即痛苦难忍，其人挺不起腰，坐立不稳，立则卧不倒，卧倒又不能起立，步履不敢迈开大步，屈伸动弹则患部刺痛难忍，咳嗽、喷嚏不敢放大声，一切动作均须双手扶撑腰部，自己慢慢而行，畏惧别人帮助。轻者：一般如常人。伤气腰痛的特点是难以活动腰部，动则腰部刺痛难忍，可走窜掣腹，无固定痛处，此也是和损伤后筋、关节位移之腰痛的鉴别之处。其他症状类似，唯后者有固定的压痛点。跌仆撞击，络脉损破，血离经隧，局部肿胀，腰痛较剧，痛处固定不移，惧摸畏按，此为瘀血停积，属于伤血腰痛。如暴力猛剧者，多见恶血内留，伛偻肿痛，痛引季肋或少腹。如胀痛且有棘突隆起者，多有脊柱骨折存在，如伤及脊髓可出现下肢截瘫，针刺刀割而不知痛痒，大小便不通，伤科术语称为"斩腰"。虽神志清晰，饮食如常，亦不易治疗。如损伤腰眼，重则昏厥，不省人事，或哭笑失常，小便见红或小便短涩或溺有余沥，腰痛酸胀，不能起坐转动，日久两耳失聪，腰酸乏力，此为伤肾。

　　伤气气滞，治宜理气疏络，兼以活血；伤血瘀滞，法当活血祛瘀，兼以理气；伤筋损骨，以气血筋骨并治；体虚年老，注意培本；轻伤见表证当先解表；失血先治血，妇女要注意经期，妊娠要照顾胎儿，老人津少便闭还须注意生津润腑。其宗旨是先逐瘀理气，后和营培本。

　　1. 损伤性腰痛　　以陆氏八味腰痛方（当归、赤芍、川断、泽兰、红花、怀牛膝、延胡、川芎）为主。

　　陆氏八味腰痛方为治腰痛基本方，根据损伤的病因，病情的缓急、气血损伤的偏重、素体的强弱而辨证加减：

　　进闪伤气为主，加香附、木香、大腹皮；

　　跌仆撞挫伤血为主，加炙地鳖虫、桃仁、制乳香、没药；

　　痛引胸胁加柴胡、小青皮、广郁金；

　　痛引少腹加枳壳、大腹皮、台乌药；

兼气虚者加党参、黄芪；

兼血虚者加大熟地、杭白芍；

兼虚寒者加肉桂，甚者加淡附片；

兼虚热者加知母、黄柏；

兼咳痰者加杏仁、浙贝、陈皮、款冬花，苔白腻加白芥子、苏子；

妇人产后加肉桂、黑姜、川芎、紫丹参、桑寄生；

怀孕腰损伤，可用妊娠痛腰方（当归、白芍、川断、杜仲、山药、桑寄生、苏梗、砂仁）；

肝气犯胃，胃脘作痛腹胀不适者，用陆氏三花汤（佛手花、玳玳花、玫瑰花、焦山楂、焦谷芽、小青皮、新会皮、砂仁、广木香、白蔻壳、炒枳壳）。

2. 腰骨损伤后（腰斩）腰痛，下肢麻木，用加味补阳还五汤（生黄芪、当归、赤芍、川断、川牛膝、川芎、地龙、桃仁、红花、大枣）。

3. 腰骨损伤（腰斩），下肢截瘫，用陆氏腰斩方（生地、当归、赤芍、杜仲、鹿角屑、清宁丸吞、狗脊、延胡、制附子、桂枝、生枳壳）。

4. 腰伤及肾，小便出血，用陆氏二一散（西琥珀6克，参三七3克，研末吞服）。

5. 腰伤骨断，大便燥结，腑气不通，用陆氏六仁三生汤（杏仁、柏子仁、郁李仁、火麻仁、瓜蒌仁、桃仁、生延胡、生枳实、元明粉），老人虚弱者，去元明粉，加肉苁蓉。

6. 损伤后筋和小关节移位者，用正骨、按摩，先复其位。

7. 配合外贴伤膏或艾叶条外熏。

（二）虚损腰痛

《素问·脉要精微论》说："腰者，肾之腑，转摇不能，肾将惫矣。"张景岳云："凡腰痛悠悠戚戚屡发不已者，肾之虚也。"又云："腰痛，虚证十之八九。"凡素体不足，久病体虚，劳累过度，年迈精血衰弱，房事不节或妇女月经不调，经期较长，经血过多等均可导致虚损腰痛，而肾虚为虚损腰痛之主要原因。虚损腰痛，其痛悠悠，腿足酸软，不耐远行，喜按喜揉，遇劳更甚，侧卧减轻，常反复发作。分偏肾阳虚和偏肾阴虚，如偏肾阳虚，见脉微无力，小便清长，神疲气短，怕冷，遗精早泄；如肾阳虚损，虚火上炎，腰酸胀，头晕目眩，夜寐多梦，五心烦热，小便黄，舌质红，脉数无力。陆氏诊治肾虚腰痛，以陆氏补腰方为主（大熟地、全当归、杭白芍、川断、杜仲、生狗脊、补骨脂、陈萸肉、胡桃打、巴戟肉、怀牛膝）。

加减：气滞者加木香、香附、延胡；气虚者加党参、生黄芪，或加怀山药、茯苓；寒甚者加肉桂、附子，或加肉桂、鹿角胶；偏肾阳虚改用右归丸或青娥丸；偏肾阴虚改用左归丸或六味地黄丸；精血耗损，久病衰甚者加人参 6 克，鹿茸 3 克。

腰椎骨痨，以阳和汤为主，辅以附归六味丸。

（三）外感腰痛

《金匮要略》说："身劳汗出，衣里冷湿，久久得之。"又说："肾着之病，其人身体重，腰中冷，如坐水中，形如水状，反不渴，小便自利，饮食如故，病属下焦。"外感风寒湿，侵入腰背，客于足太阳经或督脉，阻于经络。初觉腰背酸痛重着，转侧不利，渐渐加重，虽卧亦不减，遇阴雨之时辄增剧，治投陆氏羌活汤（羌活、防风、秦艽、五加皮、木瓜、川断、海风藤、川牛膝、细辛）为主。上肢加紫丹参、桑枝；下肢加川牛膝；腰背部加威灵仙、怀牛膝，痛甚加小活络丹；津燥加生地；孕妇去细辛，加桑寄生。腰痛因寒邪入侵为主的，其症状以腰背拘急，痛不可仰，腰冷如水，见热则缓，遇寒加剧，脉弦紧，苔白，陆氏羌活汤加炙麻黄、川桂枝；寒甚加淡附片。腰痛以湿邪入侵为主者，其症状为腰酸胀且重着，无阳则甚，患者感到腰部如卧水中，身重困不适，舌质淡，苔白腻，陆氏羌活汤加独活、川萆薢；兼闪气加香附、木香、延胡；兼肾虚或腰肌劳损加杜仲、狗脊；兼血虚用独活寄生汤；兼气血两虚用三痹汤；兼咳嗽多痰，咳痰不爽，脉滑、苔腻，用二陈汤加杏仁、浙贝、枳壳、延胡、当归、川断、杜仲、怀牛膝；寒痰加白芥子；热痰加胆星；湿热腰痛用苍术、黄柏、川牛膝、川萆薢、当归、杭白芍、川断、杜仲。

79

医案

〔例一〕

王某，47岁，男，工人。初诊：1964年10月6日。疲劳在先，腰脊督脉不固，用劲不慎，而致闪腰，腰痛顿时甚剧，屈伸转侧腰部刺痛难忍，难以起坐，站立不稳，直不起腰，步履艰难，双手紧扶患部，小腹觉胀，腰部无固定的压痛点，病发两天，脉细而涩，苔白，治拟疏运理气和络为先。

方药：制香附、当归、炙地龙、泽兰、元胡、川断、赤白芍各10克，沉香粉（分吞）、大茴香各3克，台乌药、木香各5克。五剂。

二诊：10月12日

进药后腰痛，小腹胀滞明显减轻，已能挺腰行走，唯感起坐少力，督脉之气不足，治拟标本兼顾。

方药：补骨脂、桑寄生、巴戟天、刘寄奴、川断、制香附、元胡各10克，炙地龙、厚杜仲各9克，沉香曲6克，小茴香3克。五剂。

三诊：10月18日

腰腹部胀痛基本消除，腰部有下垂感，不克久坐，脉来细软，腰为肾之府，督为肾之路，拟充养督肾以壮关节。

方药：炒党参、熟地各15克，补骨脂、怀山药各12克，生黄芪、菟丝子、巴戟肉、当归、刘寄奴、狗脊各10克，龟鹿二仙胶6克。5剂。

按：督行脊中，旁属太阳，气血循经运行不息。今用力不慎而腰部挫气，脉气受损，太阳阳明之气开合不利，气行壅阻。"气伤痛"，故疼痛难忍，难以行动。急则治其标，故先予理气通络兼以活血。以香附、元胡、木香行气散滞止痛，大茴香、台乌药顺气宽腰，沉香曲降气，当归、泽兰、炙地龙活血行瘀。气血兼顾以气为主，进药三帖，气行痛自缓。二诊时腰部起坐少力转为主要矛盾，此为肾督之气不足，需标本兼治，故以补骨脂、川断、巴戟肉、厚杜仲大补肾督阳气，香附、元胡、茴香行气止痛，病情日益好转。然病久体虚，肾督之气一时难复，故最后加重补肾强腰之品。腰部有下垂感为中气下陷，故用黄芪补中气，并以升举为治。

〔例二〕

李某，男，58岁，干部。初诊1964年11月10日。战争年代积劳，年深月久，饮食起居失调，风寒湿三气外袭，蕴入经络，阻留关节，颈项背腰经常酸痛重滞，时显时隐，遇劳或天阴雨酸痛加剧，不克久坐，周身畏寒，卧床腰冷如冰，通宵四肢不温，寐不酣，面色不华，夜尿频数，脉来细软，苔白质淡，治拟补肾振阳，温经逐痹。

方药：淡附片9克、炒党参、大熟地各15克，宣木瓜、怀山药各10克，川桂枝、五味子、细辛、姜炭、炙麻黄各3克，另烊冲鹿角胶12克。五剂。

二诊：11月15日

进药后精神转振，夜尿频数显减，颈项背腰酸痛亦有轻减，畏寒腰冷始温，治循原法。

方药：大熟地、炒党参各 15 克，白芥子、怀山药、补骨脂、木瓜各 9 克，淡附片 5 克，姜炭、肉桂、细辛各 3 克，另烊冲鹿角胶 12 克。五剂。

三诊：11 月 20 日

颈项脊腰酸痛，十除七八，夜卧已不觉腰冷，四肢亦温，腰部转侧较前轻快，但久行、久坐腰脊酸痛仍明显，治拟培本固元，益气壮腰。

方药：大熟地、生黄芪各 15 克，甘杞子、补骨脂、狗脊各 12 克，巴戟肉、川断、怀牛膝、当归各 9 克，陈萸肉 6 克、细辛 3 克、蕲蛇 5 克。七剂。

嘱：此方可常服用。

按：因积劳伤肾，且因风寒湿三气长期外袭，蕴阻经络、骨节，故颈项背腰酸痛重滞，卧床腰冷如冰，四肢通宵不温，面色无华，夜尿频数，证属肾虚火衰，寒凝筋骨，影响肾督、膀胱诸经，非一般方药所能见效。此方选用麻黄附子细辛汤合右归丸加减温肾补阳、散寒逐痹止痛。方中重用淡附片、鹿角胶大补命门之火，麻黄、川桂枝温经祛寒。麻黄祛寒不论在上在下，在内在外，都有其作用，李东垣说："外寒之邪，复中于寒水之经（即足太阳膀胱经），腠理闭绝，营卫气血不行故谓之实。"寒邪中于足太阳膀胱经，用麻黄最为适合。桂枝配合麻黄加强温经祛寒之力。细辛散寒止痛，能佐麻黄发挥作用。五味子能益肾固精，治小便频数。连服十剂大有起色，阳复寒祛，诸恙均解。

〔例三〕

张某，男，48 岁，工人。初诊：1963 年 6 月 2 日。四天前外感风寒，昨天起右臀部疼痛颇剧，有时疼痛如刀割，并向大腿后侧、小腿外侧放射，直至外踝部。患肢拘挛不能伸直，难以行走，入夜疼痛加剧，环跳处压痛敏锐，脉弦紧，苔白，治拟温经逐痹。

方药：大熟地 30 克，荆芥、细辛各 6 克，炙麻黄 3 克，海风藤、川牛膝、豨莶叶、丝瓜络、杭白芍、桑寄生各 10 克，蜈蚣 3 条。五剂。

二诊：6 月 5 日

进药后臀部疼痛明显减轻，腰部已能挺直，唯患肢拘挛板滞未缓解，久行疼痛有增，治循原法，原方加木瓜 6 克，香白芷 5 克。

三诊：6 月 25 日

原方连服十五剂，局部疼痛渐除，行走如常，环跳处压痛亦消，唯小腿部板滞胀麻不适仍存，治拟温经逐痹，荣筋缓急。

方药：大熟地、杭白芍各 30 克，荆芥、细辛、香白芷、甘草各 6 克，葛根、花粉、生黄芪各 15 克，炙麻黄 3 克，丝瓜络 10 克，蜈蚣 3 条。五剂。

四诊：6 月 29 日

臀部疼痛已除，小腿部板滞胀麻已有减轻，续投原方五剂。

按：此案按一般诊断为"筋痹"。可能因梨状肌损伤后充血、水肿，压迫了坐骨神经而产生一系列坐骨神经压迫症状。此类病症在临床上颇为多见，患者甚为痛苦，但目前往往各人诊断不一，如梨状肌劳损综合征、坐骨神经痛、腰椎间盘突出症等，祖国医学归之为筋痹。主要因风、寒、湿或热邪侵袭，蕴阻肌腠筋脉而致痹症。故在临床上有寒、热之分。例二为风寒型，其特点为患肢冷痛，遇阴冷、风寒疼痛加剧，苔白。治应温经散寒祛邪，方用麻黄、细辛、荆芥温经散寒止痛；豨莶叶、桑寄生、海风藤、蜈蚣，祛风解毒；川牛膝、丝瓜络祛风通络；杭白芍、葛根滋阴生津解痉。

〔例四〕

沈某，男，9岁。初诊：1965年4月7日。昨天和邻舍小孩追跑，临睡前两下肢步行如常，未诉有局部疼痛不适，今晨起床后右下肢跛行，右大腿自诉疼痛，但讲不清具体疼痛部位。临床检查除右下肢比左下肢长1.2公分外，未发现其他阳性体征，苔白，脉数，病为劳损在先，复感外邪而致筋痹，治拟祛风、舒筋、通络。

方药：川羌活、秦艽、防风、全蝎子各3克，五加皮、川牛膝各6克，海风藤、川断、宣木瓜各9克，细辛2克，香白芷5克。五剂。

二诊：5月3日

药后疼痛减轻，跛行亦有好转，治循原法，原方去香白芷加丝瓜络9克。五剂。

三诊：5月9日

右下肢疼痛已除，步履如常，尚感右下肢乏力，不耐久行，治拟益气、活血、壮筋。

　　方药：生黄芪、生地各 15 克，当归、杭白芍各 10 克，川芎 5 克，红花 3 克，炙地龙 6 克，川牛膝、川断各 9 克，乌梢蛇 12 克。四剂。

　　按： 本类病症多发于学龄儿童，临床上常可遇见，西医称之"暂时性髋关节滑膜炎"，属祖国医学痹症范畴。此病发生往往与劳损、外感有关，发病时且常伴有不同程度的低热。由于外邪痹阻经脉，气血壅滞，筋失所养，故见下肢疼痛、跛行等。由于发热热灼伤筋，而致筋弛，患肢长于健肢，所以亦称热灼伤筋。"筋弛"的治疗，初起先以祛风湿，通经络，方用川羌活汤，待症状减轻，再以补养气血壮筋通络，每获良效。

四、骨　　折

概说

骨折是指骨的连续性、完全性受到暴力或病理破坏而折裂之意，是伤科的重要疾患。

骨之性刚强，既可支持形体，又能保卫内脏，为人身之支架。《素问·五脏别论》把骨与脑、髓、脉、胆、女子胞称之为奇恒之腑。高士宗说："奇者，异也，恒者，常也"。它们在形态上都是中空，与六腑相似，而在功能上却类似于五脏，有异于寻常的六腑之意。

骨为肾之所主，它之所以能支持形体，实赖于肾精的充盈，骨髓的滋养。《素问·阴阳应象大论》说："肾生骨髓……在体为骨。"《素问·痿论》又说："髓者，骨之充也。"肾精充足，则髓的生化有源。骨得髓养，才可以增进骨骼的坚强，维持其刚劲之性。如果肾精亏虚，髓的资生之源不足，骨无以养，势必影响骨的生长、发育、修复。当人体受到外力或病理破坏而引起骨折后，除了采用早期正确的手法整复，合理有效的夹缚固定以及恰当的功能锻炼外，着重在于如何调节肾的功能，使之得到充分的调养，促进骨折的愈合。特别是对于老年人肾气虚衰或先天之精不足，发育不良，或肾及其所属器官为邪气所伤而致骨折者，更应当重视探求其"癥结"所在，采取有效的治疗措施，加速骨折愈合。即《素问·阴阳应象大论》所谓"治病必求其本"的意思。但是，骨折是一个复杂的病理过程，除了本身的病变外，又与筋、脉、气、血有密切的关系。筋的主要作用是联缀百骸、维络周身，既可束骨，又能交接维系，主司躯体肢节的运动。脉为气血运行的隧道，它既能约束气血，使之循着一定轨道与一定方向运行，输送饮食物的精华，以营养全身。骨折脱位后，必然伤筋动脉。《素问·五脏生成篇》说："肝之合筋也。"脉又为血腑，以气为本，而脾既为气血生化之源，又为统血之脏，故骨折后势必导致肝、脾、气、血等功能的失调。因此，在治疗骨折时又必须注意调节肝脾的功能，气血的濡养。陆师的骨折内治要领是"血溢宜止勿迟疑，活血祛瘀紧相连，补肝益肾调气血，不碍脾胃惜后天"。也就是说，对于骨折的治疗，初期症见创伤出血者，或伴有内脏破损而吐、衄、呕、便、尿血者，当以止血为先，决不可迟疑不决而贻误病情。随着血止或皮不破而内损，血溢于脉外，阻于经隧之中，聚而成瘀者，则采用活血祛瘀的方法进行治疗。到了中期，就必须以补益肝肾，调理气血作为治疗法则。但在整个治疗过程中，得重视脾胃的功能，以保持脾胃运化正常，受纳、腐熟水谷之机能旺盛，水谷之精微得以正常的输布，四肢百骸、筋骨皮肉得到充养。如果久用苦寒、辛燥或滋腻之品，容易使脾胃失于健运，生化之源不足，则肢骸有失滋濡，筋骨的修复亦势必受到影响。

骨折后的修复是机体的一种自然机能，但恰当的矫治对骨的修复能起到促进作用，同时可以减少或避免骨折端不愈合、迟延愈合或畸形愈合。陆师认为接骨的目的在于恢复肢体与关节的功能，不影响日后的工作、生活，不遗留痛苦。因此如果做到既能符合解剖的对位对线，又能恢复原有功能，是最完善的。但临床中他决不强求解剖对位对线，特别反对为了强求解剖复位而进行反复多次的手法整复，或滥用粗暴手法以及其他轻率的方法进行治疗。一旦遇到骨折畸形愈合而严重影响功能时，他就尽可能采取有效措施矫正畸形，以恢复肢体功能。

骨折经过整复后，为了给骨折端创造一个有利于骨折愈合的静止环境，防止骨折的重新移位，陆师主张采用具有良好固定性能的杉树皮作为夹板。通过绷带、布带、小夹板及棉压垫的作用力，伤肢及其关节所处的适当位置，和及时恰当的功能锻炼，从而有效地维持了骨折整复后的成果，不至于骨折端的重新移位，促进骨折的愈合和肢体以及关节功能的恢复。"静如磐石不移，动似钟摆有律"，是陆师对固定和活动的恰当描述。在治疗骨折中一再强调要因形选材，合理制作，妥善固定，节律活动。也就是说，在选择外固定材料时，要求选用顺直无节，不脆不蛀的杉树皮作为夹板。在制作夹板时严格要求，做到大小适中，能环绕整个患肢。包扎的松紧要适度，提出"三让四追"的原则。即骨折初期，一般在一旬左右，局部肿胀高峰阶段，为了防止肢体远端血运障碍而致肢体坏死，

夹缚宜松不宜紧。这一阶段一般观察换药三次，称为
"三让"。一旬后局部瘀肿渐趋消退，瘀祛新生，就要
采用逐步紧迫的方法，以防夹缚的过松而产生骨折端
的再移位。一般观察换药四次，称为"四追"。夹缚固
定是保持骨折相对静止的措施。但静中要动，对于动，
要做到及时、主动、合理，并使之贯穿于整个治疗过
程，同时要求功能锻炼有节有律，依次渐进。要根据
骨折端的稳定程度，活动范围应由小到大，次数由少
到多。

对于骨折的内外用药，陆师根据局部与整体并重，
外伤与内损兼顾的观点，以各个不同的阶段所出现的
不同症状作为辨证施治的基本原则。主张将骨折的愈
合和修复过程划分为三个相对阶段，即初期、中期和
后期论治。

骨折初期

一般指伤后十天左右，因肢体、筋骨、脉络均受
损伤，导致血离经脉，瘀阻不散，气血之道不得畅通，
外可有瘀肿压痛，内则气血瘀滞，郁而成热等症状。
根据"凡跌打损伤，皆瘀血在内而不散也，血不活则
瘀不能去，瘀不去则折不能续"之理论，陆师在临床
上主要以活血化瘀，消肿定痛为治法。内服破血四物
汤（归尾、赤芍、生地、川芎、红花、桃仁、茜草、
泽兰、乳香、没药），并随症选用丹参、苏木、地鳖
虫、申姜、香附、木香、元胡、牛膝、桑枝。外敷四
黄散（黄柏、黄芩、大黄、山栀）。

骨折中期

初期症状逐渐减轻，断骨开始接续，此时瘀血散而未尽，但机体的气血却因损伤而逐渐耗损。在治疗上既要继续活血，促使瘀血的消散，又必须养血以加速筋骨的修复。陆师常以和血生新为主法，方用养血四物汤（当归、赤芍、川芎、熟地、红花、川断、丹参、秦艽、五加皮、红枣）。根据患者情况，可适当选加一些补益肝肾，接骨续筋药物。外用桃花散（赤石脂、熟石膏、冰片、广丹）。

骨折后期

此期骨折已初步愈合而未坚实，患者却因损伤日久，气血虚衰，肝肾为之而不足，致使筋脉失养，筋骨萎弱，伤处肌肉无力，关节功能尚未完全恢复。如折在上肢则手臂不能充分抬举，断于下肢则步履无力。宗《内经》"损者益之"之旨，陆师常以补气益血，坚骨壮筋为治则。内服加味八珍汤（党参、白术、茯苓、甘草、熟地、白芍、当归、川芎、生黄芪），外用陆氏治伤膏药（当归、草乌、厚朴、生地、干姜、牙皂、胡椒、白芥子、半夏、南星、大茴香、苏木、穿山甲、莪术、申姜、三棱、川断、白芷、泽兰、连翘、细辛、防风、独活、荆芥、虎骨、巴豆、五加皮、川芎、大黄、川牛膝、赤芍、秦艽、羌活、广丹）。

三期分治是陆师治疗骨折中遵循的主要原则，但陆师也注意到由于病人的体质、年龄、性别，骨折的部位、时间各有差异，可能存在的外界环境的影响，以及骨折后的合并症等等情况，往往导致病情变化多端，错综复杂。因而在治疗中既要掌握共性，又必须根据特殊情况，辨证用药，才能取得较好的效果。陆师在临床上常用的方法有以下几种：

1. 调气血

骨折后必然伤血，而血离经脉瘀积不散，常可影响气的运行，使气为之滞，为之闭，为之虚，或为之脱。故气血的调理，在临床上显得十分重要。

（1）气滞：常见于胸腰椎骨折、肋骨骨折。因伤后气机阻滞，运行不畅，导致胸胁胀痛，疼痛走窜，心烦气促。常用理气药物如：陈皮、枳壳、元胡、木香、小茴香、小青皮、沉香、白檀香等等。

气滞严重的，可导致气闭，症见猝然昏仆，不省人事。急宜化服嶂峒丸、或苏合香丸。或可针刺人中、十宣、合谷、涌泉等。

（2）气虚：多见于骨折恢复期及年老体弱的病人。表现为疲倦无力，气短自汗，头目眩晕，脉细无力等等。陆师的常用药为：党参、白术、黄芪、茯苓、黄精、紫河车、甘草等。

（3）气脱：骨折后若失血过多，气随血脱，急须补气摄血，可用独参汤救治。

骨折后瘀血阻滞，应当活血化瘀。严重骨折早期，瘀重肿甚，最易化而成热。或开放骨折，外邪侵入伤口，化成大毒攻内，症见高热，口渴，烦躁，舌红，脉数，甚至神昏谵语、狂躁等。陆师常治以清热解毒，凉血散瘀。方用荆芥化瘀汤（荆芥、防风、银花、连翘、土贝母、薄荷、焦山栀、天花粉、水芦根）加减，或用犀角地黄汤（犀角、生地、赤芍、丹皮）加减。

2. 辨肾精

肾气衰弱的病人往往容易发生骨折。而骨折日久，必内伤于肾，耗伤肾精。故陆师于骨折后期，十分重视辨别肾精的盛衰。肾阴虚选用女贞子、旱莲草、陈萸肉、炙龟板、地骨皮、知母、鳖甲等。方用左归丸（熟地、怀山药、萸肉、枸杞子、川牛膝、菟丝子、鹿胶、龟胶）。肾阳虚选用巴戟肉、川断、狗脊、补骨脂、甜苁蓉、锁阳、仙茅、仙灵脾、附子、肉桂、鹿角胶、胡桃等，方用右归丸（熟地、怀山药、萸肉、枸杞子、杜仲、菟丝子、熟附子，肉桂、当归、鹿角胶），或健步虎潜丸（成药）。

3. 审肿胀

骨折后局部发生肿胀，早期是由于瘀血积滞所致，整复固定后应适当抬高患肢，及时指导病人进行恰当的功能锻炼，配合活血化瘀药物治疗，肿胀即可消退。骨折后期，病人在功能锻炼过程中，也会出现肿胀，尤其以下肢更为常见。其特点是：皮色发亮，萎黄，按之没指，白天下地活动时肿起，午后肿甚，夜间卧床后则渐渐消退。伴有疼痛重着，常常反复发作，经久不愈。陆师认为其大多由于伤后日久，肾阳虚衰，中阳不足，水湿泛溢而致。治疗上常用补益中气、健脾利湿，或以温阳利水为法。方用补中益气汤（黄芪、白术、陈皮、党参、柴胡、升麻、甘草、当归）、防己黄芪汤（黄芪、防己、白术、甘草）、加味附子理中汤（附子、党参、白术、甘草、干姜、茯苓、白芍、红枣）。诸方中常加生米仁、赤小豆，其消肿疗效更显著。

4. 查关节功能

因长期固定，骨折后期关节功能常受到不同程度的影响。陆师采用功能锻炼和辨证用药二方面来治疗。药物治疗常用补阳还五汤（赤芍、川芎、当归、地龙、黄芪、桃仁、红花），川羌活汤（羌活、秦艽、海风藤、川断、防风、五加皮、木瓜、细辛）内服。局部用损伤洗方（艾叶、紫苏、川椒目、官桂、山奈、生姜衣、红花、伸筋草、制川草乌、独活）水煎煮熏洗，并可随症加入三棱、莪术、水蛭、海桐皮、八角枫、乳香、没药等药。

以上是陆师在治疗骨折中的一部分经验。必须指出，在用药时陆师再三强调要重视局部与整体的辩证关系，也就是说要在既重视局部而又兼顾整体的原则下，进行辨证施治、内外用药，才能取得良好的疗效。

93

（一）肱骨骨折

肱骨，古称臑骨。上接肩关节，下连肘关节，以肱骨外科颈、肱骨干及肱骨髁上为最容易发生骨折的部位。由于骨折部位不同，治疗方法各异。

〔肱骨外科颈骨折〕

肱骨外科颈位于解剖颈下 2～3 厘米处，系骨的松密质交界部位，故较易发生骨折。临床上多见于成年人与老年人。

病因病理

间接暴力伤：多因跌仆时手掌或肘部着地，暴力沿肱骨干传达到肱骨外科颈而致骨折。

直接暴力伤：由于跌仆，肩部直接触及地面而致伤。

根据外力的性质和受伤时的体位，临床上可分为：

1. 无移位的嵌插型骨折或不全骨折　受伤时，外力沿肱骨骨干纵轴而上，身体无倾斜而致。

2. 外展型骨折　肢体呈外展位致伤，外力在骨折部产生了杠杆作用，从而导致骨折端折断。

3. 内收型骨折　肢体呈内收位致伤，肱骨外科颈远折端受到下外方的暴力而致。临床上以外展型为多见。

临床表现

肱骨外科颈骨折后，肩部疼痛，很快出现瘀肿，触动上臂疼痛尤甚，上臂上举、后伸等功能完全或部分障碍。

摸诊：肩部三角肌下缘压痛尖锐，被动前屈后伸肩关节则疼痛加剧，局部漫肿，或可闻及骨擦音。

治疗

1. 正骨复位

（1）嘱患者平坐在长的矮凳上，脱去患臂衣服，暴露患肢。

（2）一助手骑坐在矮凳另一侧，两手分别穿过背胸抱住患者，以固定上身，防止整复时患者动摇。

（3）如属外展型骨折，取阔布带一条或直径 3 厘米、长 35 厘米的竹竿一根，在中段裹上药棉，穿过患臂的腋下，两边分别由助手二向上牵拉或助手二、三扛抬。

（4）助手四用两手握住患臂近肘部（图 1）。

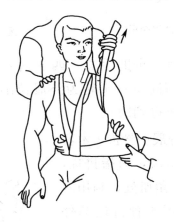

图 1　二助手作对抗牵引

（5）整复开始时，令助手二、三均匀用力将布带或竹竿徐徐上抬，助手四顺势沿上臂纵轴采用先外展而后内收向下用力拔伸，以纠正重叠及成角畸形（图 2、3）。

（6）如系内收型骨折，取长约 60 厘米的阔布带一条，穿越患侧腋下，由助手二向上牵拉。

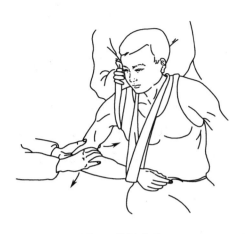
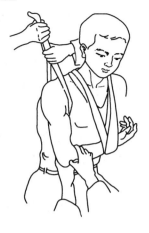

图2 外展牵引　　　　　图3 徐徐内收牵引

（7）整复时，令助手二、四于内收位作对抗牵引约5分钟后，渐渐将骨干转为外展位继续拔伸，使其重叠及成角畸形得到矫正。

（8）整复外展型骨折，术者用两手环抱骨折端，拇指拼拢，指尖向上置于三角肌处，利用两手的大鱼肌按压于骨折远端外侧，其余四指重叠置于腋下。进行对抗搌压捺正，使错位断骨复平。复位后得抽出竹竿，取绷带一卷，于其轴心穿一条绷带，塞进腋窝，将绷带二头绕至肩部打结，再分别绕胸背经至对侧腋窝部打结固定（内收型骨折则不用）（图4）。

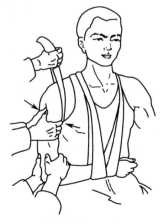

图4 外展型肱骨外科颈骨折整骨手法

内收型骨折，则以一手第 2～5 指置于患者腋下，另一手手掌按压于肩部，采用端托推按手法，使骨折端良好对合（图 5）。

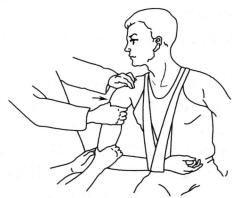

图 5　采用推按手法使骨折端对合

2. 夹缚固定

（1）固定器材的制作要求：

1）小夹板的制作

外侧板：取肩峰至肱骨下 $\frac{1}{3}$ 长，宽相当于上臂最大周径 $\frac{1}{4}$ 的杉树皮一块，削去粗皮，剪圆锐角，并将一端捶成弧形。

前侧板、后侧板：取略短于前述夹板，相当于上臂周径 $\frac{1}{6}$ 宽的杉树皮二块，并将一端剪成斜形（二块杉树皮方向相反），捶成弧形。

内侧板：长自腋下至上臂下 $\frac{1}{3}$，宽度相当于上臂周径 $\frac{1}{5}$，一端用小棉垫裹成鼓槌状。以上四块夹板均用桑皮纸包好备用。

2）12厘米×24厘米薄棉垫一块，大绷带二卷，布带三条，颈腕带一条。

（2）固定步骤

1）整复后先将前臂屈曲，肘关节呈90°，用颈腕带固定于胸前。

2）在局部敷上四黄消肿软膏，将薄棉垫覆盖于敷药上。取绷带一卷，将敷药固定，并依次安置夹板，然后用绷带包扎（图6）。当绷带绑至肩部时，可穿过背胸至对侧腋窝，再由前胸返回患肩，将患肩扎牢为度。再用布带分段扎紧（图7）。前二周每隔三天换一次药，以后5～7天换一次。卧床休息宜在肘后垫一棉垫，以防骨折端向前成角移位。在治疗时，除经常注意对位情况外，还要特别注意肩部筋络松弛情况。如有松弛，日久必影响肩关节功能。可用三角巾或带子、胶布等将患肘向上端提，予以固定。

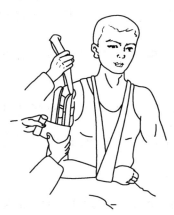

图6　骨折整复后依次放置小夹板

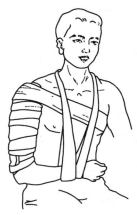

图7　绷带绑至肩部时，穿过背胸，再回至患肩

（3）功能锻炼

整复固定后，即可采用前屈后伸的方法锻炼肩关节活动功能，可适当配合外展（内收型骨折）或内收（外展型骨折）活动。四周后解除固定，依次进行肩关节各方面的功能活动。

〔肱骨干骨折〕

肱骨干骨折在临床上并不少见。一般都发生在青年与中年人。可由直接暴力打击所致，但以间接暴力致伤为多见，如投掷手榴弹时，上臂用力过猛而致骨折，或进行臂力比赛，翻手时用力过猛而迸断致伤。

临床表现

患臂肿胀，疼痛剧烈，错位畸形，严重者又可见上臂弯曲成角，常呈钟摆式异常运动，患臂短缩，功能完全丧失。摸诊时，骨折处可明显摸及骨擦音与异常活动，压痛明显。

肱骨中下段骨折时，往往容易并发桡神经损伤，故此类骨折应常规检查腕关节及指部的活动功能。

治疗

1. 正骨复位

（1）前臂屈肘 90°悬吊于胸前。

（2）患者平坐在靠背椅子上，上身略向患侧倾斜，使患肩、臂与地面呈一垂直线。

（3）助手一立在患者患肢后侧，两手虎口张开，拇指置于肩部三角肌处，其余四指置于腋窝。

（4）助手二蹲在患侧，两手握住患臂髁上部，稍作对抗牵引，待重叠移位或成角畸形得以纠正后，术者根据骨折移位的方向，将骨折端用两手掌挟平或用手指捺正揿平（图8、9）。

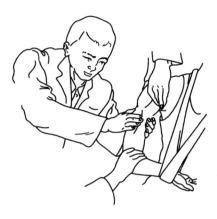

图8 用两手掌将骨折端挟平

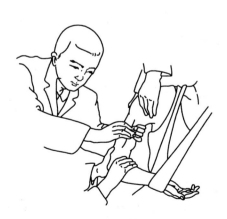

图9 用手指捺正揿平

（5）然后采用摇晃手法，使骨折端紧密嵌插结合。

2. 夹缚固定

（1）固定器材的制作要求

1）小夹板：共四块，用杉树皮为材料，其长短以屈曲患臂的长度来决定。

后侧板：上平肩峰下至鹰嘴。

外侧板：上平肩峰下至肱骨外上髁，剪成斜形，以免戳伤患侧肘部皮肤。

内侧板：上至腋窝、下至肱骨内上髁处，上下均剪成斜形。

前侧板：上至腋窝下 0.5 厘米，下至肘横纹上 0.5 厘米，夹板宽度均为患臂周径 $\frac{1}{5}$，削皮剪角，桑皮纸包备用。

2）800 厘米×10 厘米绷带二卷，薄棉垫一块，布带 3～4 条。

101

（2）固定步骤

骨折经整复后，在持续牵引下外敷四黄消肿药膏，包上棉垫，用绷带包上 1～2 圈后按次序分别夹上夹板。待夹缚平整后再在外周扎 3～4 条布带，以调节夹板的松紧度。然后将上臂与胸壁进行固定，以免引起骨折再移位（图 10）。一般每隔三天换一次药，待瘀肿消退后，可改为五天换药一次。后期可敷贴损伤药膏。6 周后根据骨折的稳定情况，逐步解除夹板。

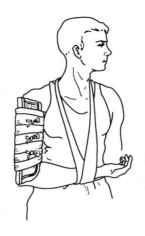

图 10　分别放置夹板，夹缚后用布带固定

功能锻炼

　　骨折初期以握拳为主，随着肿胀的消退，逐步开展肘关节的屈曲活动及肩关节的前屈后伸活动。幅度要从小到大，次数要从少到多。待骨折端初步稳定后，可锻炼肘关节的伸直功能，及肩关节上举、外展等活动。

〔肱骨下端骨折〕

　　肱骨下端骨折可分为肱骨髁上骨折、内外髁部骨折。多因跌仆时，肘关节位于半伸或全伸位置，腕部背伸，掌心着地，由地面向上的冲击力与从上而下的躯体重力交集于肱骨髁部所致。也可因跌仆时身体倾斜，手臂被身体压着而折断，亦有由强力扭转而致伤。好发于儿童。

临床表现

主要表现为患肘瘀肿较甚，疼痛明显，肘关节功能障碍。

肱骨髁上骨折时，可因受伤的机制不同而出现不同的移位状态。伸直型骨折的患肘呈半伸半屈状，髁部向后高突错位，摸诊时可闻及骨擦音及异常活动；屈曲型骨折的患肘屈曲，骨折远端向前移位，在鹰嘴突的后上方可摸及向后突出的近折端，压痛明显，被动伸直肘关节可发现假关节的活动。

肱骨内外上髁骨折，在摸诊时，分离的骨折片可上下左右移动，并可触及骨擦音。

在检查时，要注意桡动脉的搏动，以及正中神经、尺神经有无损伤等情况。

治疗

1. 正骨复位（以右侧为例）

（1）患者取坐位或仰卧位，如系小儿，则嘱家属先坐在靠背椅上，患儿再坐在成人一侧大腿上，以两腿夹住患儿两腿，以防止整复时患儿乱动，影响手法顺利进行。

（2）助手一立在患者的背侧，用右手握住患肢上臂的近端，左手固定其头部，并稍推向健侧。

（3）术者立在患者对前方，用右手握住患者的腕上部，左手握住肘部，将患臂旋后，手心向上（图11）。手法开始时，示意助手并与之进行相反方向徐徐拔伸牵引。此时握在肘部之手，以大拇指揿住鹰嘴部，

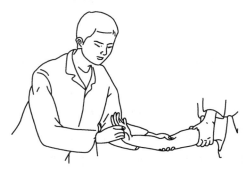

图 11　术者一手握腕、一手推肘、
将患臂旋后，使手心向上

中指与无名指置于肘前部，用力将鹰嘴部向前推按，纠正前后及重叠移位。推平后握在肘部的手迅速调转，将拇指置于肱骨外上髁处，其余四指拿住肘内侧，根据内外的移位情况，采用端提手法撬捏使之复平。然后左手将患臂徐徐旋后屈肘，使患手手指能及患肩为度，再放至屈肘 80°，手心向上，用颈腕带悬吊于胸前（图 12、13）。

104

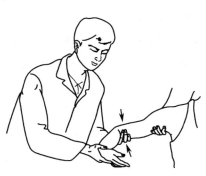

图 12　用推挤手法纠正前后移位

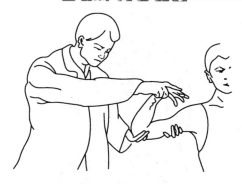

图 13　将患肘屈曲，患侧手指及肩

如果骨折端向后上错位明显时，用钩法难以将错位断端复平，可改用推法：将患臂内旋，手心向内，自然屈肘，呈 90°。助手一同前，助手二握住患肢前臂中下部。术者用一手的第 2～5 指握住肱骨髁上的前段，一手的掌心紧贴于鹰嘴部，示意二助手作对抗牵引的同时，进行推按。当断端推平后，一手握住肘部，另一手握住腕部，将肘关节屈曲，使患手手指触及患侧肩部，然后将肘关节放置在屈曲 80°位，固定于胸前（图 14）。

屈曲型肱骨髁上骨折的手法与前相反，移位纠正后不需要将手及肩，只要置肘关节于 120°位固定于胸前。

（4）陈旧性肱骨髁上骨折整复手法

骨折后一周至三周，由于失治或误治，未曾将移位断端整复的肱骨髁上骨折，可用下述手法进行整复。

1）患者坐位同前。

2）助手一握住患者上臂中上段，术者右手握住患

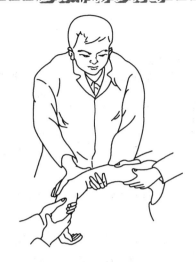

图 14　牵引同时进行推按

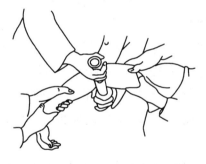

图 15　在对抗牵引下、用短竹竿复位

臂的手腕，左手托住肘部，以托梁换柱式屈伸肘关节多次，目的是活动筋络、分离粘连。待肘部筋络舒松后，再屈肘 130°，手心向内，由助手二握住前臂。术者取一根 35 厘米长，直径 3 厘米的短竹竿，放置于肘窝部，方向与肱骨纵轴相垂直，术者二手分别握住短竹竿的两端。手法开始后，助手一、二与术者同时向上、下、后三个不同方向用力拔伸，将错位的断骨复平（图 15、图 16）。然后术者抽出竹竿，左手继续向后牵拉肘部，右手手掌贴于尺骨鹰嘴处向前推按，继而右手固定前臂及腕部并将前臂屈肘，以患手触及肩部为度，然后再将肘关节放至 85°位，手心向上，悬吊于胸前。

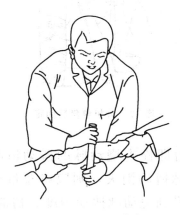

图 16　同上（正位象）

2. 夹缚固定

（1）固定材料的制作要求

1）小夹板：用杉树皮小夹板四块，其中后侧板最长，内外侧板次之，均超肘关节，下端捶成弧形，前侧板至肘横纹上 0.5 厘米，上端至上臂中段。

2）绷带一卷，布带三条，薄棉垫一块。

（2）固定步骤

1）骨折部位平整地敷上四黄消肿软膏，放置薄棉垫。

2）先用绷带从下至上绕上 1～2 圈，依次夹上夹板，继续绑扎，将夹板固定后，在骨折处分别扎上3～4条布带（图17）。

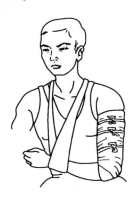

图 17　骨折整复后固定

3）固定后即检查桡动脉的搏动情况，如发现患臂剧痛，桡动脉搏动消失，则应将布带放松，或将颈腕带放低，以摸到桡动脉搏动为度。初期2～3天换一次药，二周后改五天一次。

3. 功能锻炼

整复固定后，即嘱患者握拳，肿胀疼痛好转后，可开展肘关节的屈伸活动及肩关节后伸活动。四周后解除夹板，进行全面的功能锻炼。

病例介绍

〔例一〕患某，男，33岁，门诊号45044。初诊：1964年1月8日。今日上午被杠棒压伤左上臂，局部疼痛，肿胀，畸形明显，摸诊可及骨擦音。X线透视见左肱骨中段粉碎骨折，内侧有一碎骨片，两断端稍

108

分离，对位对线尚可。

诊断：左肱骨中 $\frac{1}{3}$ 粉碎性骨折。

治疗：

1. 徒手整复。

2. 外敷四黄消肿膏，以后每三日换药一次。

3. 小夹板夹缚固定。

4. 内服活血消瘀退肿止痛之剂。

处方：当归、赤芍、桃仁、泽兰、茜草、申姜各9克，川芎、红花各3克，生地12克。

六周后肿痛均除，屈肘活动不利，去除固定，换贴损伤膏药，嘱其功能锻炼。两月后复查，患臂功能全复，已能提重活动。

〔例二〕王某，男，30岁，门诊号55036。初诊：1965年6月12日。数小时前与同事翻手臂力比赛，用力过猛左上臂突然感到疼痛，随即手臂不能动弹伴有畸形。摸诊：局部有明显骨擦音，X光片示左肱骨中下 $\frac{1}{3}$ 螺旋骨折。

诊断：左肱骨中下 $\frac{1}{3}$ 骨折。

治疗：

1. 徒手整复，纠正畸形。X光片复查，示复位良好。

2. 外敷四黄消肿膏，以后每三日换药一次。

3. 内服活血消肿止痛之剂。

处方：当归、赤芍、桃仁、泽兰、茜草、申姜各9克，川芎、红花、乳香各3克，生地12克。

四周后瘀肿全消，疼痛亦除，继续敷药固定，治拟调补气血以达长骨壮筋。处方：党参、白术、茯苓、当归、白芍、秦艽、五加皮各9克，甘草、川芎、红花各3克，熟地15克。

7月30日复查，见骨折端已有部分骨痂生长，对位对线良好，功能基本恢复。

〔例三〕翁某，女，8岁，门诊号96381。初诊：1965年6月3日。跌仆右手掌着地，当即右肘部剧痛，不能活动，继而瘀肿顿起，功能丧失。摸诊：肱骨下端向后上移位，活动时有明显骨擦音。X光片示：右肱骨髁上骨折，远端向后外方移位，其中有碎骨片嵌入。

诊断：右肱骨髁上伸直型骨折。

治疗：

1. 手法复位，X光片复查，示对位良好。

2. 外敷四黄膏，嘱三日换药一次。

3. 小夹板固定。

4. 内服破血消瘀退肿之剂。

处方：当归、赤芍、生地、泽兰、桃仁、川断各9克，红花、茜草、川芎各3克。

5. 嘱进行以握拳为主的功能锻炼。

二诊：6月13日

瘀肿已退，但未尽，手指不能自如伸屈，并有麻木感。

处理：

1. 继续换药。

2. 内服以补气活血舒筋为主。

处方：桃仁、归尾、赤芍各 9 克，川芎、红花、地龙各 3 克，生黄芪 30 克。

三诊：6 月 18 日

麻木已有减轻，手指屈伸稍灵活，掌背尚有浮肿，原方续服三剂。

四诊：7 月 5 日

患手已能摸着同侧肩峰，肘关节屈伸时略感筋强不活，继续换药。内服以祛风活络为主。

处方：羌活、秦艽各 6 克，海风藤、五加皮、宣木瓜、川断各 9 克，生黄芪 15 克，防风 4 克，细辛 1.2 克，桂枝 3 克。

一月后复查，功能恢复正常。

〔例四〕方某，男，16 岁，门诊号 37554。初诊：1965 年 1 月 10 日。十八天前跌仆，左手掌撑地。当时左肘即感剧痛，左肘不能伸屈动弹，动则疼痛尤剧，局部瘀肿。曾经当地医生复位三次，症状未见减轻，反而瘀肿益甚，疼痛不堪。摸诊：左肱骨下端向后移位畸形。X 光片透视：左肱骨髁间骨折，远端向背侧移位。

诊断：左肱骨髁间陈旧性骨折。

治疗：

1. 用插棍拉拔复位。X 线透视见复位良好。

2. 外敷四黄膏。嘱每三天换药一次。

3. 夹板夹缚固定。

4. 内服破血消瘀退肿之剂。

处方：归尾、赤芍、泽兰各 6 克，桃仁、茜草、川断、申姜各 9 克，生地 12 克，川芎、乳香、没药各 3 克，红花 2.4 克。

5. 嘱握拳锻炼。

二诊：1 月 16 日

肿痛俱瘥，X 线透视见位置仍好。

处理：

1. 继续换药、固定。

2. 内服活血消瘀，舒筋活络为主。

处方：当归 6 克，赤芍、茜草、申姜、川断、秦艽、五加皮各 9 克，川芎、红花各 3 克，生地 12 克。

三诊：1 月 29 日

瘀肿全消，尽力屈肘时略有疼痛。

处理：继续换药，内服参茸丸，每日二次，每次一丸，继续功能锻炼。

四诊：2 月 9 日

患手已能摸及同侧肩峰。

处理：内服益气养血舒筋之剂。

处方：党参、白术各 9 克，茯苓、当归、白芍、秦艽、五加皮各 6 克，甘草、川芎、红花各 3 克。

半月后复查见功能基本恢复，嘱回家调养。

（二）桡尺骨骨折

桡尺骨骨折是临床最为常见的骨折之一，由于其解剖结构复杂，故而桡尺骨骨折的治疗要求较高。当骨折后两骨交叉在一起往往不易复位。若治疗不妥会造成前臂旋转功能障碍，失去正常劳动能力。

治疗这类骨折，不仅要求正确复位，妥善夹板固定与适当的外敷与内服药物治疗，更重要的是特别注意复位后患肢放置的姿势。如单根桡骨骨折或桡尺骨双骨折必须手心向上，屈肘90°，悬吊胸前。骨折治疗的目的是恢复功能，参加生产劳动。前臂的主要功能是旋转，其旋后是旋转功能中最难的动作，是恢复功能中的主要矛盾，所以治疗前臂骨折时从解决主要矛盾着手。复位后固定于旋后位置，手心向上。前臂最难动作得以恢复，其他功能是不难恢复的。

〔桡尺骨上段骨折〕

桡尺骨上段常见骨折是桡骨小头骨折、尺骨鹰嘴骨折及尺骨上段骨折伴桡骨小头脱位。

1. 正骨复位

（1）嘱病人坐于靠背椅上，脱去患侧衣服，暴露患臂。

（2）助手一立于患者旁侧，双手握住患肘或髁上部。

（3）术者立于患者对前方，一手握住患者前臂，使患肢伸直，手心向下。手法开始时，先用力进行拔伸，然后术者一手保持牵引及转动，而另一手将错位的断端或脱出的桡骨小头揿压推按，使其复平。

2. 夹缚固定

（1）固定器材的制作要求

1）小夹板的制作：取杉树皮四块，削去粗皮，制成前侧板、后侧板、桡侧板、尺侧板。

前侧板：自上臂下 $\frac{1}{3}$ 起，至腕横纹上 2 厘米，宽度约为前臂周径的 $\frac{1}{4}$。

后侧板：自上臂下 $\frac{1}{3}$ 起，至掌指关节，宽度约为前臂周径的 $\frac{1}{4}$。

桡侧板、尺侧板：自肘横纹上 2 厘米至腕横纹上 2 厘米，宽度约为前臂周径 $\frac{1}{6}$。小夹板的两端均捶成弯形，以适合屈肘关节的生理曲度。

2）800 厘米×10 厘米绷带一卷，薄棉垫一块，布带 3～4 条，腕颈带一条。

（2）固定步骤

骨折经整复后，在持续牵引下外敷四黄消肿药膏，裹上药棉垫，用绷带裹绕 1～2 圈后，依次放置小夹板。再在小夹板外绑上绷带，扎上 3～4 条布带，以调节夹板的松紧度。包扎后前臂置旋后位，屈肘 90°，腕颈带悬吊。

3. 功能锻炼

整复固定后，即可作指、掌、腕关节的屈伸活动。中期可适当配合肩关节的功能锻炼。后期待骨折端稳定后，可逐步锻炼肘关节屈伸，及前臂的旋转活动。

〔桡尺骨中段骨折〕

1. 正骨复位

（1）嘱病人坐于靠背椅子上，脱去患肢衣服，暴露患臂。

（2）助手一立于患肢外侧，双手固定在前臂上段，并使患臂屈肘。

（3）助手二握住患侧腕部，使前臂旋前，手心向下。

（4）术者用两手拇指抵住前臂掌侧的骨折端（突面），其余四指抵住前臂背侧的骨折另一端。手法开始时，示意助手用力拔伸牵引，此时托压在断端突面的手将移位的断端揿平。然后再将前臂外旋，手心向上。再用夹挤方法将二骨分开。然后检查断端是否平整，若尚高突畸形，再进行揿平捺正（图18）。

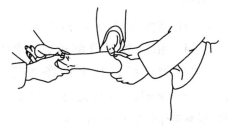

图 18　在持续牵引下，将断端揿平捺正

2. 夹缚固定

（1）固定器材的制作要求

1）小夹板制作：取杉树皮 5 块，削去粗皮，制成背侧板、掌侧板、桡侧板、尺侧板及前臂托板。

长度：

背侧板　自尺骨鹰嘴下 2 厘米起，至腕横纹上 1 厘米。

掌侧板　自肘横纹下 2 厘米起，至腕横纹上 1 厘米。

桡侧板　自肱骨外上髁下 2 厘米起，至桡骨茎突。

尺侧板　自肱骨内上髁下 2 厘米起，至尺骨小头。

前臂托板　自尺骨鹰嘴下 2 厘米起，至掌指关节。

宽度：

背侧板、掌侧板、前臂托板均为前臂周径的 $\dfrac{1}{4}$；

桡侧板、尺侧板各为前臂的 $\dfrac{1}{4}$。

2）绷带二卷（800 厘米×10 厘米），布带四条，颈腕带一条，薄棉垫一块。

（2）夹缚固定

经整复后，在持续牵引下，敷药，裹上药棉垫后缚上绷带 1～2 圈，依次放置背侧板、桡侧板、掌侧板及尺侧板，经绷带固定后，扎上四条布带。然后取前臂托板安放在前臂背侧，用绷带缚扎固定，前臂旋后屈肘 90°，用颈腕带固定于胸前（图 19、20）。

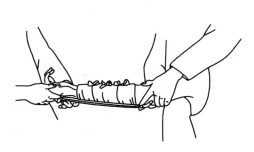

图 19　依次安放夹板，并扎 3～4 条布带

3. 功能锻炼

骨折经整复固定后，可适当锻炼握拳功能。中期可以配合腕关节、肩关节及肘关节的屈伸活动。后期可以逐步开展前臂的旋转活动。

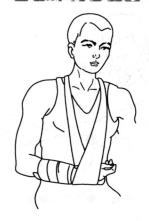

图 20　将前臂旋后，肘屈 90°，固定于胸前

〔桡尺骨下端骨折〕

桡尺骨下端骨折在临床上十分常见，尤以桡骨一端为最，好发于老年患者。

1. 正骨复位

（1）嘱病人坐在靠背椅子上，脱去衣服，暴露患肢。

（2）一助手立于患肢外侧旁，双手固定患前臂上中段。

（3）术者立在助手对前方，右手握住手腕，使患臂内旋，手心向下，另一手固定断端。手法开始，术者与助手以相对方向用力拔伸，此时固定在断端的手使错位断端撅平。拔伸一次未能将重叠的断端拔出，可第二次拔伸，再给予撅平。然后将手外旋、手心向上。检查尺骨茎突有否移位，若尺骨茎突突出，给予撅平（图 21、22）。

2. 夹缚固定

（1）固定器材的制作要求

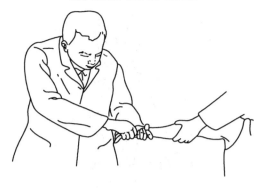

图 21　牵引下拔伸揿平

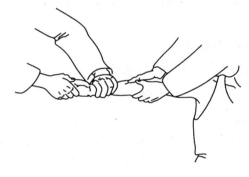

图 22　纠正侧方移位

1）小夹板制作：取杉树皮五块，削去粗皮，制成背侧板、掌侧板、桡侧板、尺侧板及前臂托板各一块。

长度：

除前臂托板从前臂中段起，至掌指关节外，其余4块夹板均自前臂中段起，至腕横纹。

宽度：背侧板、掌侧板各为前臂周径的 $\frac{1}{4}$ ；桡、尺侧板各为前臂周径的 $\frac{1}{6}$ ；前臂托板为前臂周径的 $\frac{1}{3}$ ，并于一端垫上棉垫。

2）绷带一卷（8米×10厘米），布带3～4条，颈腕带一条。

（2）夹缚固定

骨折经整复后，在牵引下，敷上四黄散，缚上绷带1～2圈，依次安置小夹板，经绷带固定后扎上3～4条布带。然后取托板放置在前臂背侧，用绷带缚扎固定，前臂旋后，屈肘90°，用颈腕带固定于胸前（图23）。

3. 功能锻炼

骨折经整复固定后，即可进行握拳锻炼，中期可以逐步进行腕关节掌屈及肩、肘关节屈伸活动。

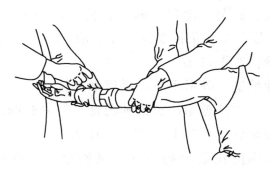

图23 夹缚固定中

病例介绍

〔例一〕王某，男，12岁，天童公社勤勇大队，门诊号：5151 1。初诊：1965 年 7 月 9 日。昨从约一公尺高墙头倒塌而跌下，左手撑地，当即左前臂上部疼痛剧烈，向掌侧弯曲畸形，局部瘀肿。

摸诊：在桡尺骨上段骨折处明显可摸，向掌背高突移位，左桡骨小头突出。

印象：左桡尺骨中上段双骨折，合并左桡骨小头脱臼。

X线透视报告：左桡尺骨中上段双骨折，明显向掌侧凸出成角，桡骨小头脱位。

处理：①徒手整复，整复后 X 线透视复查：左桡尺双骨折，桡骨小头脱位整复后位置良好。②小夹板夹缚固定。③手心向上屈肘90°，悬吊胸前。④内服破瘀退肿止痛之剂。

处方：

归尾、赤芍、泽兰、茜草、桃仁、申姜、川断各 6 克，川芎、土红花各 3 克，细生地 12 克。二剂。

二诊：7 月 11 日

瘀肿始退、外形平整，手握拳如常。

处理：①外敷用四黄消肿药膏。②内服原方三剂。

三诊至五诊：7 月 13 日～7 月 23 日

先后用桃花散换药三次。瘀肿全消，疼痛亦除，外形平整。

X线透视复查：左桡尺骨中段骨折，对位对线良好。

处理：改用损伤膏药外敷。

六诊：7 月 30 日

前臂旋转功能复全，可以提重拿物，外形平整。

处理：①外敷损伤膏药。②解除夹板。

结束治疗。

〔例二〕洪某，男，17岁，门诊号30070。初诊：1964年11月6日。被自行车撞倒，身体向左侧倾跌，左手撑地，当即左前臂疼痛剧烈、瘀肿、畸形，不能旋转。

摸诊：桡尺骨中段明显压痛，可摸到突起的骨折端以及骨擦音。

印象：左桡尺骨双骨折，位置不良。

X线透视确诊：左侧桡尺骨中段双骨折，远端向内向后移位，对位对线不良。

处理：①徒手整复，纠正畸形，整复后X线复查报告：左侧桡尺中段双骨折，对位对线尚可，两骨间距离大致正常。②外敷四黄消肿药膏。③小夹板夹缚固定。④屈肘90°，手心向上，悬吊胸前。⑤内服以活血消瘀退肿止痛为主。

处方：

归尾、赤芍、泽兰、桃仁、茜草、申姜各9克，川芎、红花各3克，生地12克，二剂。

二诊：11月8日

瘀肿颇剧，外形尚平整。

处理：①换药用四黄消肿药膏。②内服原方三剂。

三诊：11月11日

瘀肿已退，但未尽，疼痛已除。

处理：①换药用四黄消肿药膏。②内服原方三剂。

四诊：11月14日

瘀肿基本已消，手能握拳，但不够灵活，局部很痒。

处理：①改用桃花散外敷。②内服以活血消肿、舒筋活络为法。

处方：

当归、杭白芍、川断、秦艽、五加皮、茜草、申姜各9克，红花3克，淮生地12克，三剂。

五诊：11月19日

局部自觉症状俱减，但夜汗挟背。

处理：①换药用桃花散。②内服以活血补气为主。

处方：

生黄芪18克，当归、赤芍、龙骨各9克，桃仁、五味子各6克，川芎、红花各3克，浮小麦12克，五剂。

六诊至九诊：11月23日～12月7日

先后用桃花散换药四次，肿痛尽除，外观尚平整。

十诊　12月25日

前臂有麻木感，握拳欠灵。

处理：①继续用红油膏外敷。②内服以舒筋活络之剂：

处方：

川羌活、秦艽、五加皮、宣木瓜、海风藤、川断、丹参、桑枝各9克，防风6克，细辛1.8克，五剂。

十一诊：1965年1月14日

局部症状俱除。前臂旋转功能全复，无遗后患。

X线透视报告：左桡尺骨双骨折，对位对线良好，周围有浓密骨痂生长。

解除夹板，结束治疗。嘱服参茸丸一瓶，以巩固疗效。

〔例三〕汪某，女，15岁，门诊号：66182。初诊：1965年10月5日。走路不慎滑跌，右手撑地，右手腕上疼痛剧烈，右手腕不能活动，呈典型餐叉型畸形、瘀肿顿欣。

摸诊：右桡骨末端压痛尖锐，有高突错位。

印象：右桡骨末端骨折。

X线透视报告：右桡骨末端骨折（部分骨骺分离）、远段骨块、骨骺明显向背移位。

处理：①徒手整复、纠正畸形、整复后X线透视复查报告：右桡骨末端骨折，整复后位置尚好。②外敷四黄消肿膏。③小夹板夹缚固定。④手心向上屈肘90°，悬吊胸前。

二诊：10月7日

瘀肿颇甚、外形尚平整、患手握拳不利。

处理：①外敷四黄消肿膏。②内服以破血消瘀退肿止痛之剂。③嘱练握拳功能。

处方：归尾、赤芍、桃仁、泽兰、申姜、川断各9克，川芎、土红花各3克，细生地12克，三剂。

三诊：10月12日

瘀肿虽始退，但尚甚，患手握拳仍不利。

处理：①用四黄消肿膏外敷。②内服原方三剂。③嘱继续加强握拳活动。

四诊：10月20日

瘀肿显退，患手握拳活利，外形平整。

处理：继续以四黄消肿药膏外敷。

五诊：10 月 23 日

瘀肿基本已退，握拳自如，瘀祛筋舒。

处理：改用桃花散外敷。

六诊至九诊：10 月 26 日～11 月 15 日

先后换药四次，用挑花散，肿痛尽消，握拳、旋转如常，功能基本已复。

处理：①解除夹板。②外贴损伤膏药。③嘱继续练手腕功能。

结束治疗。

（三）髌骨骨折

髌骨是位于股四头肌肌腱内的大籽骨，随着膝关节的屈伸，髌骨活动于股骨髁间的髌面上，有保护股骨髁、增强关节的稳定性，完成伸直膝关节最后 10°～15°的滑车功能。

病因病理

髌骨骨折好发于 30 岁以上的患者，由于骨折的发生原因不同，其病理改变也因之而异。

1. 肌肉收缩和直接暴力联合损伤

患者不慎跌下凹地或因踢球跳跃时，膝关节处于微屈状态，这时股四头肌为了完成最后的 10°～15°伸膝动作而骤然强烈收缩，但股骨滑车却向前下方顶住髌骨关节面，导致髌骨发生骨折。骨折后其两侧支持带及关节囊破裂，关节内血肿形成。骨折的形态以横形折断为主，特别以中部横形为多见，上下骨折片分离可达3～4厘米。也有上骨折片大，下骨折片小，或上小下大者，偶然可见粉碎性骨折。

2. 直接暴力损伤

多因外力直接打击髌骨而造成骨折，如撞击伤、碰伤等。骨折后，两侧支持带及关节囊仍保持完整，关节内积血较少或不明显，骨折的形态以粉碎或星状骨折为主，多无移位或移位较少，膝关节活动功能往往无明显受限。如果打击在边缘，可造成髌骨边缘骨折。

临床表现

有移位的髌骨骨折，局部疼痛剧烈，有明显血肿形成，膝部中间凹陷，按之有空泛感，膝关节皮下瘀血青紫，功能活动明显障碍。

无移位的髌骨骨折，局部肿胀疼痛远比前者轻，膝关节可无明显活动受限。

髌骨骨折有明显移位时，诊断十分容易。如移位不多或无明显移位者，可采用划痕的方法诊断，即医者用一手的拇食指固定髌骨，另一手的拇指指尖桡侧由上而下（或由下而上）在髌骨上划过，可发现局部有裂缝及尖锐的压痛点。

治疗

1. 正骨复位

（1）嘱患者平卧床上，脱去患肢长裤，暴露患膝。

（2）小腿下端垫上高枕一只，抬高小腿，使腘窝部离开床面约12厘米。

（3）医者立于患侧，先以按摩手法在患膝周围轻柔按压，以舒筋活络，调和气血，促使局部血肿消散，减轻疼痛。如无移位的髌骨碎裂，一般不采用其他整骨手法。

（4）若有分离的横形骨折，医者用两手拇、食指的指端撳住髌骨上、下骨片的内外缘，采用推挤手法徐徐将二断骨撳拢对合。若骨片有陷下者，则用提托手法提起骨片。骨片有突起者，则可采用按压手法将骨片撳平。骨片向左右移位者，则将上下骨片加以推挤对齐（图24）。

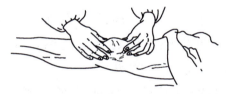

图24　两手拇、食指推挤，使分离骨片对合

2. 夹薄固定

（1）固定器材的制作要求

1）托板：取12厘米×35厘米的杉树片一块，削去外层粗反，剪圆锐角，在凹面上垫上棉垫，中间宜厚一些（约3厘米厚），两边薄、呈塔形，然后用桑皮纸或纱布包裹备用。

2）12厘米×24厘米纱布一块，8米×10厘米绷带两卷，或20厘米、50厘米长布带各两条。

（2）固定法

对髌骨骨折的夹缚固定要求较高，正确有效的夹缚固定能起到维持整复成果的作用，将分离骨片紧密地兜合在一起，以促使骨痂的生长。髌骨的夹缚固定法有两种：

1）扎带法

适应证：髌骨骨折后不久，瘀肿未撤，断端有分离者，或骨折数天后瘀肿见消退，断骨尚未合拢者。

固定步骤：

骨折经手法整复后，外敷四黄消肿药膏，盖上纱布。腘窝部垫上托板，两助手分别用两手拇指、食指拉紧纱布的四角，余指托住夹板（图25）。

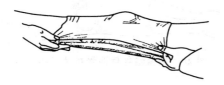

图25　二助手分别用拇、食指拉紧纱布四角，
余指托住夹板

将20厘米长布带对折，分别呈纵行放置于髌骨的内外侧缘，距髌骨约0.5厘米（图26）。

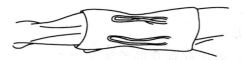

图26　取两条20厘米布带对折，分别放置
髌骨内、外侧缘

然后将两条50厘米的布带依次横行环缚于髌骨上

下缘的肢体上（图27）。

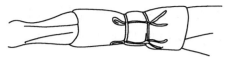

图 27　将两条 50 厘米长的布带依次
缚于髌骨上下缘

分别将纵行布带的一个头套于对折的环中，然后两边同时抽紧结扎，使两骨折片互相对合。仔细检查扎带的松紧度，以及外围的大小是否适中。如果过大的话，将骨折上下缘的扎带向髌骨滑移，使两骨折端紧密吻合（图28）。

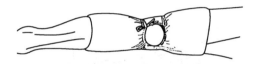

图 28　抽紧结扎使两骨折片互相对合

用绷带在扎带外包扎固定膝关节，下肢取中立位，抬高肢体，卧床休息，每 2～5 天换药一次，并酌情调整扎带的松紧度。

2）兜合法

适应证：瘀肿较甚，不宜采用扎带固定时，可采用本法。

固定步骤：

敷药，夹板放置及助手辅助同前。

取 8 米×10 厘米绷带一卷，先在髌骨下缘缚绕一圈，然后将绷带斜向外上方，越过髌骨上缘由内上方转向内下方，迫使上骨折片向下与下骨折片对合。然后改变方向将绷带斜向内下方，越过髌骨下缘由外下方转向外上方，使下骨折片向上兜合，反复数次（图29）。

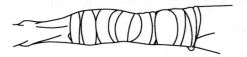

图29　用绷带在髌骨上下来回兜合

下肢取中立位，抬高肢体，卧床休息，每2～5天换药一次。

3.功能锻炼

整复固定后，即可嘱病人锻炼踝关节活动。2周后可逐步开展股四头肌的收缩活动，3～4周后可带夹板作步行练习。6周后可拆除夹板，练习膝关节屈伸活动。

病例介绍

钱某，男，61岁。门诊号：33831。初诊：1964年12月3日。行走不慎滑倒，右膝着地，膝盖撞着石块疼痛剧烈，不能站起，半小时后疼痛减轻，但步履疼痛颇甚，即来所诊治，瘀肿未歛，畸形明显，膝盖呈开口状。

摸诊：髌骨一分为二，两断端之间可放一食指，屈膝更甚。

印象：右髌骨骨折。

处理：①徒手将分离断端揪兜平拢。②趁瘀肿未歛即用扎带法固定。③外敷四黄消肿药膏。④内服活血消瘀退肿止痛之剂。

处方：

归尾、赤芍、泽兰、桃仁、茜草、申姜各 9 克，川芎、土红花各 3 克，生地 12 克，乳香 4.5 克，没药 6 克，三剂。

二诊：12 月 8 日

瘀肿颇甚，疼痛尚轻，断骨距离缩小。

处理：①改用兜法。②外敷四黄消肿药膏。③内服原方三剂。

三诊至十诊：12 月 12 日～1965 年 1 月 10 日

各用四黄消肿药膏换药一次，并用兜法继续固定。

十一诊：1 月 15 日

自觉症状全消，断骨已接续。

X 线透视复查：左侧髌骨陈旧性骨折，已有愈合现象，位置好。

处理：①解除兜法、夹板。②外贴损伤膏药一贴。③练屈膝活动功能。④嘱下地步履。

（四）胫腓骨骨折

胫腓骨骨折为临床常见骨折之一，其中以胫腓骨双骨折最多，胫骨干单骨折次之，腓骨干单骨折最少，可因直接暴力如撞伤、压伤等，或扭转暴力而致。

临床表现

胫腓骨骨折后，局部疼痛肿胀明显，功能活动受限。胫骨或腓骨单折，触摸时局部有尖锐的压痛点，偶可触及骨擦音，小腿抬举功能可以不因此而受限，患肢不能步履。

胫腓骨双骨折后，在触摸时发现明显骨擦音及异常活动。远折端肢体可因之而外旋外翻，并向内倾成角。如发现胫骨下段斜形骨折，必须随时检查腓骨上段，以排除该处骨折。胫腓骨上段骨折，要注意腓总神经有无损伤。

治疗

1. 正骨复位

（1）患者平卧，脱去患肢长裤，暴露患侧小腿，患肢取屈髋30°，屈膝30°。

（2）助手一用两手握住膝关节，助手二用一手托住患侧足跟，一手掌面紧贴跖跗部，徐徐将远折段肢体旋向中立位后，二助手用力作对抗拔伸，以纠正骨折端的旋转，成角及重叠移位（图30）。

131

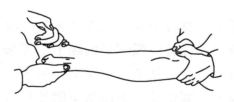

图30　助手一、二作对抗拔伸牵引

（3）在持续牵引下，术者顺胫骨前嵴触摸至骨折端，如发现仍有侧方移位或成角移位，可采用端提挤按的手法将错位的断端揿平复位，使外形平整（图31）。

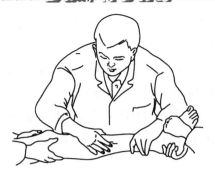

图 31　在持续牵引下，术者顺胫骨
前嵴触摸骨折端

（4）如系内外踝骨折，可按骨折的机制，采用旋转踝关节的手法，予以整骨复位。

2.夹缚固定

（1）固定器材

1）小夹板的制作要求：共六块。外侧板、内侧板、前侧板、后侧板，以及内、外侧固定板。

长度：

外侧板——腓骨小头下 0.5 厘米至外踝上 2 厘米。

内侧板——胫骨内髁下到内踝上 2 厘米。

前侧板——胫骨结节下至踝上 2 厘米。

后侧板——腘横纹下 2 厘米至跟骨结节上 2 厘米。

外侧固定板——腓骨小头至跟部平足底。

内侧固定板——胫骨内髁下至跟部平足底。将夹板的远近端稍微捶弯，以免压迫局部软组织。

宽度：

各为小腿周径的 $\frac{1}{5}$，近端稍宽，远端略窄，呈长梯形。外侧板及后侧板可适当宽一些。桑皮纸包好备用。内外侧固定板可在一头垫上棉垫，用胶布条固定。

2）绷带2～3卷，布带四条，砖四块，与小腿等长能包裹整个小腿的薄棉垫一只，软枕垫一只。

3）胫骨上段骨折（包括胫骨平台骨折）或内外踝骨折，可采用超膝或踝关节的小夹板固定。

（2）固定步骤

1）骨折经整复后，在两助手持续牵引下外敷四黄消肿药膏，将棉垫平整包裹在小腿外，然后用绷带在局部裹上一至二圈后，依次放置外侧板、前侧板、内侧板、后侧板，并在其外用绷带予以固定，再分别在夹板中段（断端的上下缘）及夹板上、下端扎上四条布带（图32）。

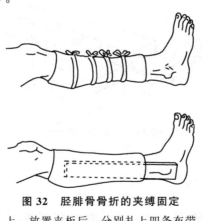

图32 胫腓骨骨折的夹缚固定

上：放置夹板后，分别扎上四条布带

下：分别放置内、外侧固定板

2）另取绷带一卷，在其外再裹上1～2圈后，分别将内、外侧固定板夹于内、外侧板之外，以增强固定力。

3）包扎完毕后，二助手继续给予适当牵引，术者将软枕垫在患腿下，将四块砖分别放在小腿内外侧，夹持小腿，使其保持在中立位，卧床休息（图33）。

4）最初一周内，每隔2～3天换药一次。第二周后可改为5天换一次。

（3）功能锻炼

初期主要以踝、趾关节的背伸或跖屈活动，以及股四头肌舒缩活动为主。3周后可以锻炼下肢的直腿抬举。4～5周在能自动抬腿后，锻炼膝、髋关节功能，以及进行不负重的步行练习。6周后可带夹板下地活动，夫拐步履。

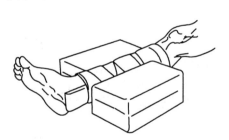

图33　保持小腿中立位

病例介绍

〔例一〕陈某，女，70岁，门诊号65377。初诊：1965年9月26日。数小时前右腿扭跌，患肢被身子压着，当即小腿剧痛，不能站立行动。患腿远端成角畸形，压痛尖锐，可摸得骨擦音。X线透视见右胫腓骨下端骨折，远端向前移位。

诊断：右胫腓骨下端骨折。

治疗：①手法整复，纠正畸形。②外敷三黄消肿药膏，嘱其隔二天换一次药。③小夹板夹缚固定。④内服活血退肿，舒筋活络之剂。

处方：

当归、赤芍、秦艽、五加皮、茜草、川牛膝、申姜、桃仁各9克，川芎、红花各3克，生地12克。

二诊：10月4日

瘀肿始退，疼痛已除，继续换药，原方续服。

三诊：10月17日

局部瘀肿已消退，无明显畸形，患处改敷损伤膏药，嘱其适当功能锻炼。

四诊：11月11日

患肢已能下地行走，无明显疼痛，X光片示骨折端对位对线良好，骨折线已模糊，解除夹板，敷贴损伤膏药，嘱其回家调养。

〔**例二**〕朱某，女，40岁，门诊号24092。初诊：1965年9月12日。昨夜行走不慎跌仆，左小腿扭蹩被身体压住，当即疼痛颇剧，不能起立行动，小腿下段高凸不平、触摸时胫腓骨下段可摸得骨折端及骨擦音。

诊断：左胫腓骨下段双骨折。

治疗：①徒手整复，纠正畸形。②外敷三黄消肿药膏，嘱其二天换药一次。③小夹板固定。④内服消肿活血止痛之剂。

处方：当归、赤芍、泽兰、茜草、申姜、桃仁各

9克，川芎、红花各3克，生地12克。

二诊：10月26日

患肢肿胀，疼痛已消退减轻，并可轻轻移动。①换贴损伤膏药，并继续固定。②内服调补气血，舒筋之剂。

处方：八珍汤加秦艽、五加皮、川牛膝各9克，红花3克。

三诊：11月4日

患肢疼痛肿胀痊愈，已能下地行走。X光片示：骨折端对位对线良好。周围有浓密骨痂生成。

处理：去除夹板，敷贴损伤膏药。

五、脱　　位

　　脱位又称脱臼或脱骱，即关节受到外力的作用，使组成关节的各骨端关节面失去正常关系，以致影响关节活动功能。它是伤科的重要疾患之一。

　　关节由筋来连属，主持人体的俯仰屈伸等运动。《素问·六节藏象论》说："肝者……其充在筋。"《素问·痿论》又说："肝主身之筋膜。"说明肝主筋、主运动。肝血充盈则能使筋得养，以维持人体的正常功能活动。若肝血不足，则筋脉失养，虽受极轻微的外力作用，亦可出现脱位。

　　脱位后除了采用合理的手法复位，适当的外固定、以及功能锻炼外，又须重视内治，主要是调节肝的功能。初期因败血必从其所属而归于肝，故当以化瘀为先，瘀去则新生。后期则着重调治肝肾，而使筋骨坚强，促进关节功能的恢复，同时也可预防脱位的再发生。

　　陆师认为，对于脱位的复位，必须遵照《伤科汇纂》中的说法，做到"法使骤然人不知，患者知也骨已拢"。整复时既要体位正确，手法合理，又要做到医、助、患三者密切配合，切忌运用突然的暴力以及盲目地、大幅度地前后旋转患肢，以免加重软组织的损伤或引起骨折。对于陈旧性关节脱位，必须先用手法将粘连组织分离，然后再复位，决不可操之过急。

全身各关节脱位，以下颌关节、肩关节、肘关节及髋关节较为常见，其中尤以肩关节及小儿桡骨小头半脱位最常见。

（一）下颌关节脱位

下颌关节是由颞骨的关节凹、关节结节以及下颌骨的髁状突联合组成。当患者肝肾不足、筋脉松弛，或遇风受寒，或突然张口大笑，打呵欠等可引起下颌关节脱位。临床可分为双脱与单脱。双脱古称为"落"，单脱古称"错"。常以双脱为多见。

手法复位：

（1）复位前准备

1）疗人正坐在低凳上。

2）助手一人站于病人背后，其双手十指交叉，取"泰山压顶"之势以双手掌压着巅顶，固定头部，并略向前倾，使其在复位时不至于前后左右动摇。

3）医者用数层纱布或胶布裹住拇指，以保护拇指不至于被患者咬伤（操作熟练者可不必裹缠拇指）。

4）医者站在患者前面，用掌心在双侧面颊部揉擦按摩数次，以缓和筋络肌肉的紧张，同时嘱病人将口张大，并大口呼气吸气，使其肌肉放松。

（2）复位步骤

1）单脱复位法

医者站于患侧的斜对面，以右侧脱位为例，医者站于患者稍偏左的对面，用右手帮助助手固定头部，左手拇指伸入病人口腔内，按压在最后一个臼齿上，余四指按在面颊部同时挟住下颌骨体。

先将挟住下颌骨体的四指用力向前并稍向下方拔伸，然后用拇指将下颌骨骨体向后向下撅压，此时指下可感觉到关节的活动，即把拇指滑向齿外，余四指托着下颌骨体，随即可听到"咯嗒"的响声，复位即告成功。

2）双脱复位法

双手拇指以倒人字形姿势伸入病人口腔，按在最后的一个臼齿上，余四指在面颊部同时挟住下颌骨体。

双手同时进行手法复位，方法同单脱。或可先复位一侧，然后复位另一侧。

3）复位后处理

复位后即检查局部外形是否已恢复正常，上、下齿是否对齐。

取 8 厘米宽，60 厘米长布带一条，对折用剪刀将布带剪开 20 厘米，将下颌骨托起固定。

可在两下颌关节处贴上小号膏药（单脱贴于患侧）。

4）注意事项

局部肌肉、筋络紧张痉挛，以致关节过于坚硬者，可先用药物热敷，医者并用两手掌按摩局部，以舒筋解痉，然后再行复位。

复位后不宜大声说话，三天内不宜进食硬物。

病例介绍

严某，男，45 岁，门诊号 37286。初诊日期：1965 年 1 月 5 日。昨晚打呵欠时，突然听到下颌部"咯嗒"一声，嘴不能闭合，局部疼痛，说话模糊不清。

检查：两侧下颌关节处压痛，有空虚感，在其前方摸到不正常的骨性突起，下颌骨前突，上下齿不能对齐。

诊断：下颌关节双脱。

治疗：患者正坐，一助手固定头部后，即按双脱复位法复位，局部外贴小号伤膏，四头带固定下颌骨。

术后一周复查痊愈。

（二）肩关节脱位

肩关节脱位是最常见的脱位之一，其中尤以前脱（包括喙突下脱位、锁骨下脱位）与下脱（盂下脱位）更为多见，现介绍几种常用的手法。

1. 抬杆复位法

（1）复位前准备

1）令患者正坐于长的矮板凳一侧，令其脱除患侧衣服，暴露患侧肩关节，全身放松，张口透气不要紧张。

2）助手一以骑马式骑坐于板凳的另一侧，一手穿过患者背部，另一手穿过其胸前，紧抱患者给予固定，不至于在复位时被上提和动摇。

3）助手二用一手握住患侧腕部，一手握住患肘。

4）取长 2 米，直径 4～6 厘米的竹竿一根，在其中裹上棉花并用绷带扎牢，置于腋下，由助手三、四分别在两端抬扛（图 34）。

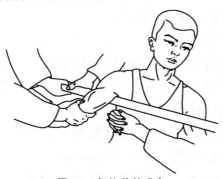

图 34　复位前的准备

（2）复位步骤

1）助手二徐徐将患肢外旋，并外展 60°，使其手心向上。

2）术者立于患者前面或背后，以一手固定于上臂中上段，另一手手掌按压于肩峰部（图 35）。

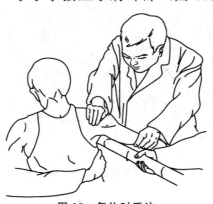

图 35　复位时手法

　　3）示意助手二用力拔伸，助手三、四将竹竿徐徐向上提，术者采用端提挤按的手法，按压局部，听到入骱音，说明复位已成功，然后抽出竹竿，术者一手置于腋下提托，一手将患肢慢慢放下，紧贴胸壁，检查患肩，复位后敷药固定。

　　2. 三人复位法

　　（1）患者取坐位，助手一固定胸壁，方法同前。

　　（2）助手二用一手握住患侧腕部，一手握住患肘，徐徐使患肘外旋外展。

　　（3）术者立于患者背面患侧，用大腿膝盖部顶住患侧腋下　如过低（膝盖部不能顶着腋下），术者足下可垫木板或砖块。如过高，患者座位可适当垫高。术者一手的 2～5 指置于患侧腋下，另一手掌按压肩峰，在助手拔伸牵引的同时，采用提托按压手法，使脱位的肩关节复位（图36）。

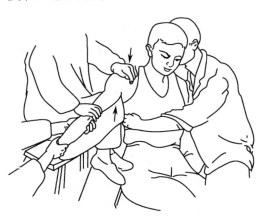

图36　肩关节脱位三人复位法

3. 复位四要

（1）患者要端坐，姿势自然，肌肉放松，两手不可握拳，脚最好不要着地。

（2）患肢要外旋外展，要把患臂处于高度外旋状态，患臂和胸壁呈 60°外展角。

（3）医、助、患要很好地协作。

（4）采用竹竿复位时，要用力均匀，徐徐上提，不可操之过急。

病例介绍

〔**例一**〕崔某，男，38 岁，门诊号 40857。初诊：1964 年 2 月 11 日。十一天前不慎跌仆，左手撑地，当即左肩部疼痛颇剧，局部畸形，近三天疼痛虽有好转，然畸形、功能障碍依然。

检查：左肩方形，关节部位空虚，手臂不能靠胸，腋窝部可摸到肱骨头。

诊断：左肩关节下脱位。

治疗：①多人抬杆复位法，复位后畸形消失。②外敷四黄膏，患臂屈肘，紧贴胸壁固定。③内服活血化瘀之剂。

归尾、赤芍、桃仁、泽兰、茜草、申姜各 9 克，生地 12 克，川芎、土红花、乳香、没药各 3 克。三剂。

二诊：2 月 15 日

疼痛已除，功能未复，治拟活血舒筋。

当归、白芍、秦艽、五加皮、申姜各 9 克，生地

143

12 克，川芎、土红花、乳香、没药各 3 克，红枣 7
只。三剂。

外贴万膏

随访　功能良好、无后遗症。

〔例二〕孙某，男，34 岁，门诊号 93308。初诊：5
月 12 日。右肩负重压伤，当即听到"咯嗒"一声之后，
肩部疼痛，肿胀，右臂不能活动，即来所门诊。

检查：右肩方形，右臂外展畸形，腋窝下可摸及
肱骨头。

诊断：右肩关节下脱位。

治疗：①手法复位（多人抬杆法）。复位后畸形消
失，疼痛顿减。②外敷四黄膏，固定。③内服活血化
瘀之剂。

归尾、赤芍、桃仁、泽兰、茜草各 9 克，生地 15
克，川芎、红花、乳香、没药各 3 克。三剂。

二诊：5 月 24 日

右臂功能已复，唯尚有酸痛，治拟舒筋活络。

川羌活、秦艽、五加皮、海风藤、木瓜、川断、
丹参、桑枝各 9 克，防风 6 克，细辛 1.8 克。三剂。

随访：功能恢复良好。

（三）肘关节脱位及小儿桡骨小头半脱位

肘关节古称曲胅骺，其脱位多由于传达暴力所致，
临床上尤以肘关节后脱位为多见，可同时伴有侧方脱

位。单纯的侧方脱位及前脱位较为少见。小儿桡骨小头半脱位又称牵拉肘，好发于 4～6 岁儿童，临床上十分常见，预后良好。

1. 肘关节后脱位的手法复位

（1）复位前准备

1）令患者取坐位，脱去患臂衣服，暴露肘部。

2）助手一立于患者身后，双手握住患侧上臂中上段。

3）助手二立于患者前面，双手握住患肢前臂和手腕部，肘部呈 130°半伸半屈位（图 37）。

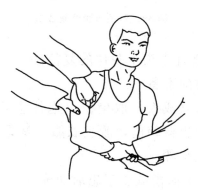

图 37　二助手分别作对抗牵引

（2）复位步骤

术者立于患肘侧方。以右肘关节脱位为例，术者以左手的第 2～4 指贴于肘前，以右手掌掌心（大小鱼际间）按压于后突的鹰嘴突。此时示意助手顺其姿势徐徐拔伸，术者双手作相反方向的推拉挤按，即可听到入骱的声响，复位告成。然后术者用左手握住肘关节，右手替换助手二握住腕部，将患侧手指摸及患肩，检查一下肘关节的畸形消失情况，肘部三点骨标志是否正常，然后予敷药固定（图38）。

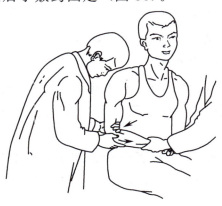

图38　肘关节脱位复位法

2. 小儿桡骨小头半脱位的复位法

（1）复位前准备

患儿家属（成人）取坐位，抱住患儿让其坐在一侧大腿上，使患臂朝前，脱去衣服，暴露患臂。

（2）复位步骤

术者以左手拇指揿压于患肘曲池穴处，余四指扣拿肘关节，右手握住患臂手腕。复位开始时，将右手上提，使肘关节屈曲，并在屈肘的同时，将前臂旋后。一般当屈肘60°以后，就可以感到曲池穴处拇指下有活动感，并可听到入臼声，复位即告成功。如果仍无声，继续将肘关节屈曲，使患侧手指摸得患肩，即有入臼声闻及。

病例介绍

何某，男，25岁，门诊号：43859。初诊：3月6

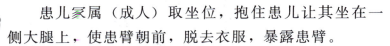

146

日。一小时前骑自行车翻倒，左手撑地，当即肘部疼痛颇剧，局部肿胀。

检查：肘关节微屈，如鹅颈状畸形，鹰嘴向后方突出，三点骨标志改变，肘关节屈伸功能障碍。X线透视诊为左肘关节后脱位。

治疗：①手法复位，复位后畸形消失，疼痛减轻。②外敷四黄散。③内服活血化瘀，消肿止痛之剂。

当归尾、赤芍、桃仁、泽兰、申姜、茜草各9克，生地12克，川芎、红花、乳香、没药各3克。三剂。

二诊：3月8日

疼痛已减，但肿胀未退，原方再服三剂。局部换药。

三诊：3月24日

疼痛、瘀肿全除，唯屈伸尚有牵掣不利，治宜活血舒筋通络。

当归、川断、秦艽、五加皮、丹参、申姜各9克，生地、白芍各12克，红花3克，红枣7只。三剂。

147

四诊：4月4日

功能已复，局部伸屈时略有牵痛。治疗：外贴伤膏一张，嘱其回乡调养。

（四）髋关节脱位

髋关节脱位好发于青壮年，同时只有在严重的间接或直接暴力作用下才能发生。髋关节脱位有前脱、后脱、中央脱位三种情况，但临床以后脱为多见。现介绍陆师治疗髋关节后脱位的复位手法。

手法复位

（1）复位前准备

1）患者仰卧于木板上或草席上，并将木板或草席平铺于地面。

2）助手一、二分别固定患者两肩与健侧膝踝部。

3）助手三固定患者骨盆，不使其在复位时被动摇或上提。

4）取纱布带子（长2米）一条绑于股骨下端，膝关节上方（相当于血海、梁丘等穴处）。再取竹竿（长2米、直径4厘米）一根穿过绑带结，分别由助手四、五提于竹竿两端。

（2）复位步骤

一切准备就绪后，术者站于患肢的一侧，弯腰用两手拿住大腿下段，将髋关节屈曲90°，膝关节亦屈曲90°。示意助手后，助手三用力按压骨盆，助手四、五徐徐抬起竹竿，术者持续用力拔伸牵引，即可听到入臼声，复位成功后将大腿逐渐平放。

病例介绍

〔例一〕张某，男，31岁，门诊号7170。初诊：1963年1月24日。四天前因修木船，被木船反落压着右臀部，当即疼痛颇剧，不能起坐动弹。

检查：右髋部肿胀、压痛，有明显骨性突起，患肢短缩、内收、内旋、不能伸直，右膝触贴于左大腿上。

诊断：左髋关节后脱位。

治疗：①手法复位。复位后畸形消失，疼痛即减。②外敷四黄散。③内服：当归、赤芍、泽兰、川断、川牛膝各 9 克，乳香、没药、桃仁各 6 克，红花 3 克，三剂。

二诊：1 月 28 日

疼痛已减，但瘀肿未退。

治疗：①内服：当归、赤白芍、秦艽、五加皮、桃仁、生地、泽兰、苏木、川牛膝、丹参各 9 克，红花 3 克。三剂。②外敷四黄散。

三诊：1 月 31 日

瘀肿始退，患肢已能活动，原方加川断、申姜各 9 克，没药、乳香各 3 克。续服三剂。

四诊：2 月 3 日

肿痛基本已除，无明显不适感。原方去泽兰、苏木，外贴损伤膏药，嘱其回家调养。

149

〔例二〕乐某，男，31 岁。门诊号 36998。

初诊：昨日手拉车翻倒，压着左臀部，当即伤处疼痛，左腿不能伸直，不能坐起。

检查：患肢缩短、内收，左膝紧贴右大腿上，左髋部突出，压痛明显。

诊断：左髋关节后脱位。

治疗：①手法复位，复位后畸形消失疼痛减轻。②外敷四黄散。③内服活血化瘀，消肿止痛之剂。

归尾、赤芍、桃仁、泽兰、茜草、申姜、川牛膝各 9 克，生地 12 克，川芎、红花、乳香、没药各 3 克。三剂。

二诊：

瘀肿疼痛均除，已能站立步履，唯髋关节牵掣不利，拟舒筋活络。

川羌活、秦艽、木瓜、海风藤、川断、五加皮、川牛膝各9克，防风6克，细辛1.8克。三剂。

药后功能恢复正常。

六、杂症医话

（一）歪嘴风

歪嘴风亦称口眼㖞斜症，以口角向一侧歪斜，眼不能闭合为主要特征。现代医学称面神经麻痹。中医古籍中早有记载："卒口僻，急者目不合。""颊筋有寒，则急引颊移口。""足阳明与太阳之筋急则口目为僻，眦急不能正视，贼邪不泻，或左或右，邪气反缓，正气即急，正气引邪，㖞僻不遂"等等。此病为风邪侵袭面部，伤害筋络，而致筋弛，急弛不均，故形成口眼㖞斜。治疗此症，以歪嘴方内服，配合针灸、外敷，每获良效。

1. 内治法

早期以祛风通络逐邪为治，方用陆氏歪嘴方（川羌活、软防风、明天麻、白僵蚕、蝉衣、川芎、白附子、荆芥穗、藁本、露蜂房）。后期：歪嘴已纠正，面肌尚感麻木，乏劲，治宜补气活血通络，方用补阳还五汤（生黄芪、归尾、赤芍、桃仁、红花、炙地龙、川芎）。

2. 外敷

（1）麝香一分用鸡冠血或黄鳝尾血调敷患侧，然后盖上皂角刺末，再用纱布胶布固定。

（2）斑蝥一只，大蒜头三瓣，合在一起捣烂，分为两份，取一份放在胶布上贴敷在患侧的颊车穴上，敷贴 8～12 小时，局部热、痛、起泡即取下。如眼不能闭合，用同样方法敷贴太阳穴。一般一次见效，如尚未痊愈可再敷贴一次。如泡破了用龙胆紫外涂，盖上消毒纱布保护。

3. 针灸

用陆氏粗号银质针。针刺：地仓透颊车，再从颊车透地仓。配刺人中、听会、承浆；健侧刺地仓。

病例介绍

边某，男，32 岁，军人。初诊：1963 年 5 月 14 日。三天前早晨出操回来，发现口角向右侧歪斜，左眼不能闭合，言语不便，左口角流口水，左侧面肌麻木，脉弦紧，苔薄白。治宜：祛风通络逐邪，方用歪嘴方加味。

川羌活、防风、荆芥穗、蝉衣各 6 克，明天麻、川芎、白僵蚕、藁本各 9 克，全蝎、露蜂房、白附子各 3 克，蜈蚣 3 条。五剂。

针刺：地仓透颊车，颊车透地仓，配刺人中。针刺后口角歪斜即有一定程度纠正。

外敷：黄鳝尾血调皂角刺末。

就诊二次，服药十剂，针刺二次，外敷药三次，口角㖞斜已纠正，左眼能闭合，唯左侧面肌略感麻木，治以补气活血通络，方用补阳还五汤作善后治疗。

（二）指（趾）端风

指（趾）端风以十个指（趾）端疼痛为主要症状，多发于冬春两季。遇冷水疼痛加剧，遇热痛缓。急性发作时疼痛难忍，入夜疼痛尤甚，故因痛彻夜不寐。除痛外，指（趾）端略有肿硬，触痛。此症之病因为风寒邪侵袭，阻于指（趾）端经络骨节，不通则痛。故治宜祛风通络，温经逐寒，方用家传验方川羌活汤加味（川羌活、秦艽、五加皮、木瓜、海风藤、川断、细辛、防风）。

外用：熏洗方（艾叶、紫苏、川椒目、官桂、细辛、山奈、透骨草、川草乌、路路通）。

用以上内外二法治疗屡治建功。

病例介绍

张某，女，31岁，工人。初诊：1965年11月21日。一周来十指端疼痛颇剧，下水疼痛如刺，入夜疼痛加剧，已三夜难以入寐，指端轻度肿硬，血象化验均属正常。西医诊断为"红斑性指端炎"。经神经科和皮肤科治疗无效。脉弦紧，苔白。治拟祛风通络，温经散寒。方用川羌活汤加味。

川羌活、秦艽、炒防风各6克，细辛4.5克，海风藤、五加皮、木瓜、川断各9克，蜈蚣3条，川桂枝3克。五剂。

外用熏洗方：艾叶、紫苏、川椒目各12克，官桂

153

30 克，山奈、透骨草、伸筋草各 15 克，细辛、川草乌各 6 克。每日中午晚上熏洗二次。

上方服完三剂，指端疼痛明显减轻，服完五剂，疼痛已十余八九。原方再服五剂，熏洗方五剂，而获痊愈。

154

七、常用方剂

〔琥珀安神方〕

西琥珀 6 克, 化龙齿 12 克, 飞辰砂 3 克, 甘菊花、冬桑叶各 9 克。

主治: 脑震荡初期, 症见神志恍惚不清, 头痛头晕不适, 呕吐恶心不止, 夜寐烦躁不宁, 或昏迷不省人事, 或感觉迟纯、昏沉嗜卧等。

变法:

若震脑后, 伤及灵明, 神乱气越, 昏迷不省人事者, 切勿妄行搬动, 忌甘食。恐汤药不能速效, 先用峒丸磨汁灌服, 或可用陆氏伤科危症夺命丹。服后复苏者, 再用琥珀安神方增减论治。

若昏迷不省人事, 瞳神散大, 两目直视, 二便失禁者, 加天竺黄、石菖蒲、紫丹参各 6 克, 金箔 1 张。

若昏迷不省人事, 呼吸式微, 喘促不畅, 喉间有痰作声者, 加天竺黄、川贝母、远志各 9 克, 石菖蒲 6 克。

若震脑, 耳、鼻、口腔出血, 加参三七 6 克, 紫丹参 9 克。

若震脑后, 头痛, 眩晕, 心烦, 呕恶者, 加苏梗、藿梗、淡豆豉、紫丹参各 9 克。头痛剧者, 加荆芥穗 6 克; 眩晕剧者, 加明天麻 6 克; 呕恶者, 加紫丁香 3

155

克、姜炒竹茹9克、灯心一束；呕恶不止者，再加砂仁3克。

如震脑后，头胀痛眩晕、耳鸣，或有阻塞感，或重听者，加石菖蒲6克、灵磁石15克、蔓荆子9克、灯心1束。偏于痛者，加荆芥穗6克；偏于晕者，加明天麻6克。

如震脑后，眩晕不止，或夜寐不宁，或烦躁不宁者，加酸枣仁、茯神、远志各9克，柏子仁12克，灯心1束。

如震脑伴胸胁内伤或吐血者，加参三七、川郁金各6克，苏梗、砂仁各3克。

如震脑，外有破口出血，加明天麻6克，以防破伤风；忌用防风，以免引邪入里。

如震脑后，心神错乱，改用龙虎汤，或痰气上逆，神志迷蒙，不能自主者，改用癫狂梦醒汤（见后）。

〔嵝峒丸〕

西牛黄、冰片、麝香各7.5克，阿魏、雄黄各30克，大黄、孩儿茶、参三七、天竺黄、血竭、乳香、没药、藤黄各60克。共为细末，将藤黄化开为丸，如芡实大，稍加若干白蜜。外用蜡皮封固，内服用无灰酒，或温开水送下，或童便磨汁灌服。

主治：震脑后，昏迷不省人事，及跌打损伤，瘀阻气滞，剧烈疼痛者，或一切无名肿毒，昏困欲死者。

〔伤科危症夺命丹〕

真珍珠、西牛黄、熊胆各1.2克，麝香0.6克，参三七、人中白各1.8克，天竺黄1.5克，木香

0.3克。

主治：震脑，昏迷深沉，危在旦夕，或昏迷日久不醒者。

〔镇神丸〕

飞辰砂3克，紫丁香、肉桂各15克，棕角为丸，金箔为衣。

主治：震脑昏晕，心神不宁。

〔二龙一珠汤〕

真珠母、青龙齿、化龙骨各15克，全当归、杭白芍、左秦艽、冬桑叶、麦门冬、柏子仁各12克，川牛膝24克。

主治：震脑后，遗留头痛不止，眩晕不除，脉弦，因肝阴暗耗，相火偏旺，风阳升动，上扰清窍所致者。

〔荆芥头痛方〕

荆芥穗、冬桑叶、甘菊花、化龙骨、紫丹参、明天麻、川藁本、赤芍药、朱茯神。

主治：震脑中、后期，头痛头晕不除者。

〔加味四逆散〕

柴胡、白芍、枳实、甘草、茯苓、陈皮。

主治：震脑后，日久低热不退，头痛眩晕，胃纳不馨，脉弦者。

变法：如兼外感者，去茯苓、陈皮、加生姜、红枣。如兼中虚者，加党参；心神不宁者，去茯苓，加茯神。

〔二陈汤〕

制半夏、云茯苓、化橘红、生甘草。

主治：震脑后，痰入经络，头不能左右转动，动则眩晕益甚者。

〔六君子汤〕

西党参、炒白术、制半夏、化橘红、云茯苓、生甘草。

主治：震脑后，脾虚湿滞，生痰留饮，闭阻经络，头左右旋转作晕，或中满纳呆，肠鸣泄泻，面色萎黄、神疲乏力，脉象细软。

〔香砂六君子汤〕

人参、白术、茯苓、甘草、陈皮、半夏、砂仁、木香。

主治：气虚肿满，痰饮结聚，脾胃不和，变生诸症。

〔头晕六味〕

党参、茯神、川芎、甘菊花、怀山药、陈萸肉。

主治：震脑后日久，头目眩晕仍缠绵不除者。

变法：甚者加明天麻。

〔归脾汤〕

黄芪、党参、炒白术、茯神、酸枣仁、远志肉、广木香、甘草、全当归、龙眼肉、大枣、生姜。

主治：震脑后，心脾不足，健忘怔忡，目眩头晕，神疲倦怠，惊悸盗汗，寤而不寐，不思谷食，或嗜卧少食。

变法：如夜寐不宁，乱梦纷纭者，加小草、灯心；如心神不宁，怔忡不宁，夜寐不佳者，去生姜，加龙齿。

〔补中益气汤〕

黄芪、人参、白术、陈皮、当归、升麻、柴胡、甘草。

主治：震脑后，日久中气虚亏，神疲懒言，虚热自汗，头目眩晕，或四肢倦怠，不思饮食，动则气喘，脉虚软无力，或下肢虚肿，或清阳不升，腰部及下身有重垂感，或脱肛宫垂，或气虚下陷，尿意频数、滴沥不禁。

变法：如头目眩晕剧烈者，加菊花、明天麻；如尿意频仍，点滴淋沥者，或可改用黄芪甘草汤。

〔血府逐瘀汤〕

当归、红花、生地、牛膝各9克，桃仁12克，枳壳、赤芍各6克，柴胡、甘草各3克，桔梗、川芎各4.5克。

主治：震脑后，瘀血留滞，头痛心悸，失眠，乱梦易醒，服安神剂不效者，或可用于胸胁因血瘀而作痛，日久不愈者。

备考：本方出于《医林改错》，方中重用红花、桃仁。

〔补阳还五汤〕

生黄芪120克，归尾、赤芍、桃仁、广地龙各9克，杜红花、大川芎各3克。

主治：震脑后，瘀血留滞，经络失却濡养，而致四肢瘫痪，或半身不遂，麻木不仁。

备考：本方亦出于《医林改错》，方中重用生黄芪。补阳还五汤亦可用于治疗高血压症，或中风后，半身不遂，口眼㖞斜，可配合桑寄生、杜仲、怀牛膝，甚者加羚角降血片。

〔杞菊六味汤〕

熟地黄、山萸肉、怀山药、福泽泻、云茯苓、牡丹皮、甘杞子、甘菊花。

主治：震脑后，脑气虚亏，精髓不足，头目眩晕，两目少光，歧视，枯涩眼痛，健忘，两尺脉弱。

〔还少丹〕

熟地黄、怀山药、怀牛膝、甘杞子、山萸肉、云茯苓、炒杜仲、远志肉、五味子、楮实子、小茴香、巴戟天、肉苁蓉、石菖蒲、大枣肉。

主治：震脑后，脑气亏耗，肝肾不足，或眩晕健忘，或虚热往来，自汗盗汗，或神不守舍，血不归元，或遗淋不禁，或眼花耳聋，或牙齿浮痛，或肌体瘦弱，或腰酸腿软，或毛发脱落等症。

〔六味地黄汤〕

熟地黄、怀山药、陈萸肉、云茯苓、福泽泻、牡丹皮。

主治：震脑后期，肾阴不足，虚火炎上，腰膝酸软，骨蒸盗汗，遗精梦泄，或小便淋沥失禁，或头目昏眩，或失血失音，或舌燥喉痛，虚火牙痛，或耳聋齿摇，尺脉虚大者。

变法：耳鸣颇剧，且有阻塞感者，加石菖蒲、甘菊花、灵磁石、蔓荆子。眩晕甚剧，加甘菊花、甘杞子、明天麻、化龙齿。

〔**通气散**〕

炒香附、柴胡、川芎。

主治：震脑后，耳窍不通，耳鸣内有阻塞感，或重听者。

变法：重者可加石菖蒲，或使用通窍活血汤，或改用六味地黄汤，或合而用之。

〔**通窍活血汤**〕

麝香 0.15 克（绢包），赤芍、桃仁、红花、老葱、鲜姜各 9 克，川芎 3 克，红枣 7 枚。

主治：震脑后，双耳失聪，或瘀阻经络，脱发不长者。

〔**还睛汤**〕

熟地黄、生地黄、麦门冬、天门冬、肉苁蓉、白茯神、党参、甘杞子。

主治：震脑后，神水宽大渐散，昏如雾露，空中有黑花，及视物成二，视物颠倒。 161

〔**养心汤**〕（一）

白芍、当归、人参、远志、麦冬、黄芪、山药、芡实、莲须、枣仁、茯神、石莲子。

主治：心神不足，梦寐不宁，惊悸健忘等症，或治梦遗，滑遗。

〔**养心汤**〕（二）

黄芪、茯苓、茯神、当归、川芎、半夏、甘草、远志、人参、肉桂、枣仁、五味子。

主治：震脑后，心虚血少，神气不宁，怔忡惊悸。

〔癫狂梦醒汤〕

柴胡 9 克，赤芍 9 克，甘草 15 克，桃仁 24 克，香附 9 克，苏子 12 克，木通 9 克，半夏 9 克，青皮 6 克，陈皮 9 克，腹皮 9 克，桑皮 9 克。

主治：震脑或七情所伤，渐成癫狂之症，沉默痴呆，语无伦次，静而多喜，或喧扰不宁，躁妄打骂，动而多怒，弃衣高歌，或可治猝然跌仆，昏不知人，口吐涎沫，两目上视，四肢抽搐，或口中如作猪羊叫声，移时苏醒，醒后如常人之痫症。

变法：兼便闭者，加礞石滚痰丸，重者改用六仁三生汤，或大承气汤，或桃核承气汤；如痰多者，加制南星；如心神不宁者，加酸枣仁、远志肉。

〔礞石滚痰丸〕

酒蒸大黄、酒洗黄芩、青礞石、沉香。

主治：实热老痰，发为癫狂惊悸，或怔忡昏迷，或咳喘痰稠，或胸脘痞闷，或眩晕痰多，大便秘结，舌苔黄厚而腻，脉象滑数有力者。

〔黄芪赤风汤〕

生黄芪 120 克，赤芍 3 克，防风 3 克。

主治：癫狂病，服癫狂梦醒汤及礞石滚痰丸后，郁开痰涤，血行心清，然日久而致气虚，故以本方主之。使周身之气，通而不滞，气通血活，何痰不除。本方亦可治诸疮痈外溃，久不收口，或可治病久致虚等症。

变法：本方也可加当归。

〔龙虎汤〕

西琥珀、化龙齿、飞辰砂、远志肉、酸枣仁、白茯神、小草、马宝。

主治：震脑后，心神错乱，烦躁不宁，夜不安寐，或治癫狂痫症。

〔可保立苏汤〕

生黄芪45克，西潞党参9克，白术6克，甘草6克，当归6克，白芍6克，酸枣仁9克，陈萸肉3克，甘杞子6克，补骨脂3克，胡桃肉1个（打）。

主治：小儿因伤寒瘟疫，或痘疹吐泻等症，病久气虚。气虚不固肢体，则四肢抽搐，项背反张，手足握固，气虚不升，则两目天吊，口噤不开；气虚不固津液，则口流涎沫；气虚不归原，则喉间辘辘作声。

〔祛瘀解毒汤〕

163

归尾、赤芍、桃仁、红花、荆芥、连翘、土贝、薄荷、银花、花粉。

主治：震脑后合并面部挫伤，瘀肿疼痛者。

变法：如震脑重者，加西琥珀、化龙齿、辰砂；鼻部伤肿，衄血者，加藕节、焦山栀、甚者加参三七；创伤出血者，加明天麻、净蝉衣；目睛受伤，瘀肿者，加甘菊花、冬桑叶；若伤鼻，鼻塞流涕，嗅觉失灵者，加辛夷、香白芷。

〔黄芪甘草汤〕

生黄芪120克、生甘草24克。

主治：老年，或懦弱，或久病后，元气虚衰、不能约束水液，而致尿意频频，点滴淋沥不畅，或失禁，或遗尿，或尿时玉茎痛如刀割。

〔**破血四物汤**〕

归尾、赤芍、生地、川芎、红花、桃仁、茜草、泽兰。

主治：外伤或骨折初期，瘀血阻滞，青肿疼痛者。

〔**当归四物汤**〕

当归、白芍、生地、川芎、红花、秦艽、红枣、五加皮。

主治：外伤或骨折中期，瘀肿疼痛消而未净者。

两方变法：上肢加丹参；腰背部加木香、香附、元胡；下肢加川牛膝；骨折一二天，瘀肿严重加碎苏木、乳香、没药；肿痛稍减加秦艽、五加皮；骨折四五天后加骨碎补、川断；老年骨折可加地鳖虫、血竭、自然铜；后期虚肿者，可加米仁，上两方可以逐步演化而运用，并无明显界限。

〔**八珍加黄芪汤**〕

西党参、炒白术、白茯苓、清甘草、大熟地、杭白芍、全当归、大川芎、生黄芪。

主治：骨折后期，气血两虚者。

变法：上肢加丹参；下肢加川牛膝；腰椎骨折加鹿角胶、龟板胶、补骨脂、怀牛膝、胡桃等；骨折后期可加参茸丸、参茸大补丸等补骨药；四肢骨折或扭伤后期、关节屈伸仍牵强不利，可用红枣、嫩桑枝煮服；外伤后期，虚肿日久不退，可用党参、黄芪、米仁、红枣。

〔川羌活汤〕

川羌活、左秦艽、海风藤、宣木瓜、五加皮、川续断、软防风、北细辛。

主治：腰部劳损，落枕，四肢伤筋，辗伤，扭伤，内伤，一切陈伤复感寒湿，牙骱风，牙槽风，漏肩风，大手风，鹤膝风，猪蹄风，穿背疽，石榴疽，环跳疽，耕田疽，伏兔疽，委中毒，流火，肥大性关节炎，骨髓炎，骨劳，小儿麻痹症，坐骨神经痛，脚气痛及冬天十趾冷痛等症。也可用于震脑后，后脑强痛连项，痛循太阳经者。

变证：上肢加丹参、桑枝；背部加木香，香附、元胡；腰部加木香、香附、元胡、怀牛膝；臀部加怀牛膝；下肢加川牛膝；腹部去木瓜加小茴香；麻木加川桂木；甚者加川桂枝；痛甚加小活络丹；津燥加生地；虚肿加米仁、红枣；肿痛欲化脓外溃者加荆芥、薄荷、银花、花粉；孕妇去细辛加桑寄生；牙骱风去木瓜加香白芷、明天麻、白僵蚕；骨劳也可以与阳和汤交替治疗。

〔归尾八味〕

归尾、赤芍、乳香、没药、陈皮、浙贝、防风、枳壳。

主治：伤于背部膏肓穴处，或膏肓穴处红肿疼痛。

备考：本方是从仙方活命饮化裁而来的。

〔腰痛九味〕

杜仲、狗脊、补骨脂、当归、白芍、川断、元胡、川牛膝、红花。

165

主治：损伤腰痛，佝偻痛重。

变法：挫伤气滞，可加川芎、桃仁、乳香、没药、地鳖虫、泽兰；痛引胁肋，加香附、柴胡、小青皮、枳壳；痛引小腹加小茴香、乌药、甘草；兼气虚者加党参、黄芪；兼血虚者加生地、川芎，以白芍易赤芍；兼虚寒者加肉桂，甚者加附子；兼虚热者加知母、黄柏；兼咳痰者加陈皮、杏仁、浙贝、甘草、枳壳；妇人产后加肉桂、炮姜、川芎、丹参、桑寄生；兼小便出血者，用琥珀三七散；兼便秘者改用六仁三生汤或加六仁；虚懦老弱者加肉苁蓉、何首乌、蜂蜜。损伤腰痛亦可配合针灸推拿等法。

〔加味补阳还五汤〕

生黄芪、全当归、赤芍、川牛膝、川芎、广地龙、桃仁泥、红花、川断、大枣。

主治：腰脊损伤后，下肢麻木或酸麻甚剧者。

备考：本方重用黄芪，甚者加桂木。

〔参附回阳汤〕

生黄芪、大川芎、桃仁泥、桂红花、当归尾、广地龙、赤芍药、西党参、厚附子。

主治：腰脊损伤后，下肢截瘫，即腰斩。

〔腰斩方〕

生地、全当归、赤芍、杜仲、清宁丸、鹿角屑、狗脊、元胡索、附子、桂枝、生枳壳。

主治：腰脊损伤后，下肢截瘫，用上方后，续投本方处治。

〔**妊娠腰痛方**〕

当归、白芍、川断、杜仲、山药、桑寄生、苏梗、砂仁。

主治：妊娠虚损腰痛。

〔**补腰方**〕

大熟地、川断肉、杭白芍、全当归、怀牛膝、陈萸肉、巴戟肉、补骨脂、甘杞子、制狗脊、生杜仲、胡桃肉。

主治：虚损腰痛。

变法：气滞者加木香、香附、元胡；气虚者加党参、黄芪；或加山药、茯苓；寒甚者加肉桂、附子，或加肉桂、鹿角胶；肝肾两虚加鹿角胶、龟板胶、驴皮胶；亦可配合六味地黄汤、金匮肾气丸等。

〔**理气行血汤**〕

香附、延胡、郁金、归尾、赤芍、苏梗、青皮、木香、砂仁、枳壳。

主治：胸胁内伤及肋骨骨折，气滞血瘀而疼痛者。

变法：痛甚者加乳香、没药；重症加参三七；胸胁痛而稍有咳痰者加陈皮、杏仁、浙贝，或桃仁、白芥子；多痰者改用疏气豁痰汤；大便闭结不通者加杏仁、郁李仁、柏子仁、瓜蒌仁、火麻仁、桃仁或改用六仁三生汤。

〔**疏气化痰汤**〕

大力子、白芥子、玉苏子、光杏仁、浙贝母、旋覆花、丝通草、橘红络。

主治：胸胁内伤或肋骨骨折，痰多咳呛引痛者。

变法：兼见气滞血瘀者加赤芍、桃仁、川郁金、香附、延胡、归尾等；痰中带血或伤重者去白芥子加参三七；外感作咳者加前胡；咳痰不畅者加枇杷叶、款冬花；甚者加桔梗；阴虚者去白芥子加麦冬。

〔内伤止血方〕

参三七（研末童便吞）、藕节、赤芍、陈皮、杏仁、浙贝、丹皮炭、茜草炭、白茅根，重症加血余、地榆。

主治：胸胁内伤之吐血、咳血、咯血。

〔海底方〕

参三七、桃仁泥、赤芍药、川郁金、延胡索、车前子、海金沙、川楝子、粉猪苓、苦木通。

主治：海底损伤，尿闭尿血，或小溲淋漓不爽、

肿胀疼痛。

变法：出血不止者加西琥珀；若小便不利，点滴不净者，加王不留行、石韦、瞿麦；胀垂作痛较甚者，加小青皮、橘核仁、小茴香、枳壳；兼有湿热下注者加川黄柏、肥知母。

〔二一散〕（琥珀三七散）

西琥珀6克、参三七3克。

主治：小便出血不止，因外伤所致者。

备考：本方又名琥珀三七散。

〔大承气汤〕

生大黄、生枳实、川厚朴、元明粉。

主治：外伤后，瘀血留滞化热，而成阳明腑实证。

〔六仁三生汤〕

郁李仁、柏子仁、瓜蒌仁、火麻仁、光杏仁、桃仁泥、生香附、生延胡、生枳实。

主治：一切内伤，大便闭结不通者。

变法：服后仍不解者可加生大黄、元明粉、更衣丸、咸苁蓉，或改用大承气汤；若苔白者用桃核承气汤；狂症、癫症、痫症兼便结者或可加用礞石滚痰丸。

备考：若服药后便泄不止者，嘱服冷粥一碗，其泻即止。

〔荆芥解毒方〕

荆芥、防风、银花、连翘、土贝母、薄荷、焦山栀、天花粉、水芦根。

主治：损伤后瘀血留滞，化热成毒，或一切痛肿热毒，焮红肿痛。

〔歪嘴方〕

川羌活、软防风、明天麻、白僵蚕、净蝉衣、大川芎、白附子、荆芥穗、川藁本、露蜂房。

针刺患侧：地仓透颊车，再从颊车透地仓及人中、承浆、听会；健侧针地仓。

外敷：麝香0.3克用鸡冠血或黄鳝尾血调敷患处，然后盖上皂角刺末，再用纱布胶布固定。

主治：面神经麻痹，即歪嘴风。

〔川芎茶调散〕

川芎、荆芥、白芷、羌活、甘草、细辛、防风、薄荷叶。

功用：疏风止痛。

主治：头部内伤，复感风寒，偏正头痛，头晕、头胀、畏寒发热。

〔**左归丸**〕

熟地、山药、枸杞子、炙甘草、茯苓、山茱萸。

主治：头部内伤，腰部损伤日久，肾阴耗伤，症见腰酸遗泄，盗汗、口燥咽干、口渴欲饮、头晕目眩、舌光红、脉细数。

〔**右归丸**〕（右归饮）

熟地、山药、山茱萸、枸杞子、甘草、杜仲、肉桂、制附子。

主治：头部内伤，脊柱骨折，腰部损伤日久，肾阳耗伤，症见气短神疲、腹痛腰酸、肢冷、尿频、舌淡、苔白、脉沉细。

〔**健步虎潜丸**〕

黄柏、龟板、知母、熟地、陈皮、白芍药、锁阳、虎骨、干姜。

主治：下肢骨折，脊柱骨折后期，肝肾阴亏。症见腰膝酸楚、筋骨萎软、腿足瘦弱、步履不便、舌红少苔、脉细弱。

〔**独活寄生汤**〕

独活、寄生、杜仲、牛膝、细辛、秦艽、茯苓、肉桂、防风、川芎、人参、甘草、当归、杭白芍、干地黄。

主治：痹症日久，肝肾两亏，气血不足。症见腰膝冷痛、肢节酸痛屈伸不利、酸软气弱，或麻木不仁、畏寒喜温、舌淡苔自、脉象细弱。

〔吞药〕

砂仁、归尾、青皮、木香各 6 斤，香附 10 斤，参三七 4 斤。

上药切碎，炒酥，磨细，筛过，密封备用。

功用：行气调中，祛瘀活血，消肿定痛。故凡属损伤后气滞血瘀者均有显效。

服法：成人每日 4 克，于半饱半饥之时，用温酒或温水送服，小儿酌情减量，孕妇忌服。

〔白吞药〕

醋柳酸，研细末，加入少许吞药。

功用：祛风退热止痛。

主治：一切损伤后复受外邪，身热恶寒，头痛苔白等症。

〔伤膏〕

当归、草乌各 180 克，厚朴、小生地各 120 克，干姜、牙皂、胡椒、白芥子、半夏、南星、大茴香、苏木、穿山甲各 90 克，莪术、申姜、三棱、川断、白芷各 60 克，泽兰、连翘、细辛、防风、独活、荆芥、虎骨、巴豆、五加皮、川芎、生大黄、川牛膝、赤芍、秦艽、羌活各 30 克，麻油 16 斤，广丹 4.5～6 斤。

总药料

大茴香、山柰各 5 斤，南星、半夏、川乌、桂枝、白芷、草乌各 3 斤，干姜、丁香、甘松、细辛、胡椒各 2 斤，上每味先切碎炒酥磨细筛过备用。

另加上：乳香、没药各 2 斤，血竭 2 斤，洋樟 1.5 斤，麝香 9 克。

171

伤膏煎剂操作方法：伤膏是用麻油煎制的，可将上三十三味药，浸入油锅中，经一夜至三夜，然后取出。如用菜油煎制时，因菜油多泡沫，先将油烧热至70℃左右，缓缓将药放入。煎时先用猛火约 1 小时（但须注意药渣成焦起燃），随后将火势减弱，用文火约烧半小时，视药渣成枯黑，搅拌时有燥性声响，油色也成黑色为度，便可过滤。用细铅丝盘，上铺棕榈，将药渣滤出，再行煎制。火势初以猛火为主，用麻油煎时要视油锅中所起的青烟浓淡。用菜油煎时要看油锅中发起的泡沫和青烟的强弱。火势掌握适当，最后用文火，共煎约一小时半。等油的热度降至 90℃ 左右，可以逐渐放广丹。放丹时用青柴棒搅拌，使丹均匀入锅，容易溶化。天气热，用丹约 6 斤；天气冷，用丹约四斤半。以此尺度衡量运用，灵活变通。丹放完后，将膏油面上的泡沫除去，锅底中的沉渣铲净，冷却备用。用时再溶化，掺入总药料，调匀摊于布上即成。

主治；一切损伤疼痛，及风湿痹症。

禁忌证：凡伤后红肿热痛等热症忌用。

〔批药——四黄消肿软膏〕

大黄、黄芩各 12 斤，黄柏 16 斤，山栀 18 斤。

以上诸药切碎磨细筛过密藏备用，用时以清水浸菊花，烧开滤汁调匀，再加蜂蜜少许，批敷患处。

主治：一切外伤科之瘀血红肿热痛症。

禁忌证：凡创伤出血及伤后引起的湿疹作痒。

〔生肌散〕

熟石膏 20 斤、赤石脂 10 斤、冰片 30 克、广丹少许，以上各味研末，筛过后，麻油调成备用。

主治：一切创伤出血及外伤后引起湿疹作痒，或瘀肿极其严重者。